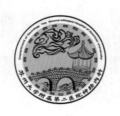

A型肉毒毒素临床应用的
安全性研究
（第二版）

罗蔚锋　主编

U0396092

苏州大学出版社
Soochow University Press

图书在版编目(CIP)数据

A 型肉毒毒素临床应用的安全性研究/罗蔚锋主编
. —2 版. —苏州:苏州大学出版社,2020.10
ISBN 978-7-5672-3169-6

Ⅰ.①A… Ⅱ.①罗… Ⅲ.①肉毒毒素 – 临床应用 –
安全性 – 研究 Ⅳ.①R996.1

中国版本图书馆 CIP 数据核字(2020)第 130005 号

书　　名:A 型肉毒毒素临床应用的安全性研究(第二版)
主　　编:罗蔚锋
策　　划:刘　海
责任编辑:刘　海
装帧设计:刘　俊
出版发行:苏州大学出版社(Soochow University Press)
出 版 人:盛惠良
社　　址:苏州市十梓街 1 号　邮编:215006
印　　刷:苏州工业园区美柯乐制版印务有限责任公司
网　　址:www.sudapress.com
E - mail:Liuwang@ suda.edu.cn　　QQ:64826224
邮　　箱:sdcbs@ suda.edu.cn
邮购热线:0512-67480030
销售热线:0512-67481020
开　　本:700 mm×1 000 mm　1/16　印张:15.5　字数:236 千
版　　次:2020 年 10 月第 2 版
印　　次:2020 年 10 月第 1 次印刷
书　　号:ISBN 978-7-5672-3169-6
定　　价:68.00 元

凡购本社图书发现印装错误,请与本社联系调换。服务热线:0512-67481020

序 一

　　A 型肉毒毒素真可谓"毒与药乃一纸之隔"，翻手为毒，覆手为药。在 A 型肉毒毒素应用到临床之前，面肌痉挛、眼睑痉挛、痉挛性斜颈、慢性偏头痛等疾病缺乏相对安全、有效、简单、易行的治疗手段。自 1997 年起，罗蔚锋主任医师、教授和同事 20 多年间以专心致志、持之以恒的态度，先后开展了应用 A 型肉毒毒素治疗面肌痉挛、眼睑痉挛、痉挛性斜颈、慢性偏头痛等疾病的工作，至今治疗人次逾万；同时罗蔚锋教授还在应用 A 型肉毒毒素治疗顽固性三叉神经痛等疾病方面做了积极有益的探索，有效地减轻了大部分患者的病痛，有些患者甚至一次治疗即达到了临床治愈。这些治疗同时也改善了患者的生活质量。

　　任何药物都有其两面性——治疗作用和副作用，A 型肉毒毒素也不例外。A 型肉毒毒素的安全性尤其受到人们的关注。

　　本书收录以往已发表的多项应用 A 型肉毒毒素治疗神经内科相关疾病的临床研究成果，在评价 A 型肉毒毒素疗效的同时关注了 A 型肉毒毒素临床应用的安全性。无论是医护人员、研究生、本科生，还是相关患者及其家属，读之都将会受益匪浅。

包仕尧
2020 年 9 月 1 日

序 二

从令人望而生畏的剧毒杀器,到求美者趋之若鹜的驻颜神器,再到临床医生妙手回春的调控利器,肉毒毒素的应用堪称基础研究和临床转化的范例。随着对其作用机制了解的不断深入,肉毒毒素的临床应用领域不断拓展。通过改变注射靶区域,可以控制不自主运动、缓解疼痛、改善自主神经功能甚至拮抗抑郁等。

目前我国获批进入临床应用的肉毒毒素均为 A 型肉毒毒素,治疗经验和学术成果的不断积累推动肉毒毒素治疗技术持续发展。苏州大学罗蔚锋教授团队长期从事肉毒毒素治疗技术的应用和研究,先后发表了 A 型肉毒毒素治疗颜面部痉挛、颈部肌张力障碍、三叉神经痛、流涎症、抑郁障碍等病症的系列研究成果,帮助大批患者重新获得自信,形成了鲜明的学科特长。

本书通过整理团队原创性科研成果,重点介绍了 A 型肉毒毒素在神经科领域的应用体会、安全性及临床基础研究进展,创新性地融合了患者接受治疗后的体会,这不仅有助于临床医生学习肉毒毒素注射技术,有助于掌握与患者沟通的要点,还有助于探索新的应用领域。希望广大读者能够通过阅读本书,增强对 A 型肉毒毒素注射部位、浓度、剂量、效应的精准把握,更好地帮助患者解决病痛。

靳令经[①]

2020 年 7 月 9 日

[①] 作者系主任医师、教授、博士生导师,同济大学附属同济医院副院长、神经内科副主任,世界华人肉毒毒素协会秘书长。

编委会名单

胡端敏　苏州大学附属第二医院

秦晓凌　东南大学医学院附属徐州医院

徐莹莹　苏州大学附属第二医院

韩　旺　东营市人民医院

温仲民　苏州大学附属第二医院

戴永萍　苏州大学附属第二医院

编写秘书：张琪林

编写说明

　　20 多年前,在苏州大学附属第二医院(原苏州医学院附属第二医院)青年医师基金的资助下,在时任院长、科主任包仕尧教授的大力支持下,在上级医师刘春风教授的指导下,我们开展了应用 A 型肉毒毒素治疗面肌痉挛、眼睑痉挛的临床工作。A 型肉毒毒素治疗面肌痉挛、眼睑痉挛疗效明确,副作用小,前来我院就诊的相关患者逐年增多,至今,我们应用 A 型肉毒毒素治疗面肌痉挛、Meige 综合征、痉挛性斜颈、难治性三叉神经痛、慢性偏头痛等相关疾病患者逾万人次,对于 A 型肉毒毒素的临床疗效及副作用获得了一定的经验,在此与大家分享。

　　本书第一版主要包括 A 型肉毒毒素的临床疗效、安全性研究,典型病例患者的体会等内容,出版后获得了良好的社会反响。随着 A 型肉毒毒素临床研究的进一步推进,我们又收获了不少新的成果,遂在第一版的基础上予以修订和补充,编成此书,希望能够对读者朋友有所帮助。如有错漏之处,敬请读者朋友批评指正。

罗蔚锋

2020 年 4 月 25 日

目 录

2

肉毒毒素及其治疗制品

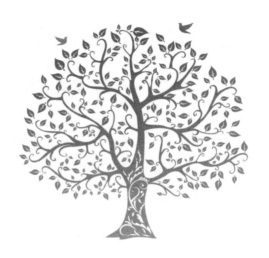

肉毒毒素是肉毒梭菌在生长繁殖过程中产生的一种细菌外毒素，属于高分子蛋白神经毒素，能引起人和动物死亡率很高的肉毒中毒。根据毒素抗原的不同，将其分为 A、B、C、D、E、F 和 G 七个型。其中 A 型肉毒毒素的结构和功能已较清楚。20 世纪 70 年代初，美国旧金山眼科研究所的 Scott 医师从肉毒中毒患者首先累及眼外肌，引起视力模糊、眼睑下垂、瞳孔散大和复视等症状并缓慢恢复的过程中得到启示，并与世界著名肉毒毒素专家、美国威斯康星大学食品微生物及毒素学系 Schantz 教授合作在猴试验基础上将肉毒毒素引入眼科疾病治疗，在 1980 年首次报告眼外肌注射 A 型肉毒毒素替代斜视手术的可能性。此后，他和其他临床专家对肉毒毒素的临床效果、副作用及免疫学反应进行了大量的试验研究，并在斜视、眼睑痉挛、面肌痉挛、痉挛性斜颈等疾病的治疗中取得了令人鼓舞的成果，从此肉毒毒素的临床应用突飞猛进。

　　1989 年 12 月，美国食品药品管理局（FDA）批准 A 型肉毒毒素（BOTOX®）为新药上市，A 型肉毒毒素是世界上第一个被用于临床治疗的微生物毒素。此后英国（Dysport®）、中国（衡力®、BTXA）同类产品相继问世，与美国的 BOTOX® 一起成为当今国际三大知名品牌。BOTOX® 由美国眼力健公司（Allergan, Inc）生产、经销，已被美国食品药品管理局批准用于斜视、眼睑痉挛、颈部肌张力障碍和小儿脑瘫后遗症的治疗。2002 年 4 月 15 日又批准应用于美容除皱适应证。近年又批准原发性腋窝多汗症（2004 年 7 月 9 日）、上肢痉挛（2013 年 3 月 9 日）、下肢痉挛（2016 年 1 月 21 日）以及预防性治疗慢性偏头痛（2010 年 10 月 15 日）、神经源性逼尿肌过度活动症（2011 年 8 月 24 日）和膀胱过度活动症（2013 年 1 月 18 日）作为 BOTOX® 的适应证。欧洲 A 型肉毒毒素（Dysport®）1991 年被英国卫生部批准在英国生产，由法国博福-益普生制药有限公司（Beaufour Ipsen）经销，已批准的适应证为斜视、眼睑痉挛、颈部肌张力障碍和小儿脑瘫足畸形等。中国注射用 A 型肉毒毒素（衡力®、BTXA）由兰州生物制品研究所生产、经销，1997 年 2 月被中国卫生部正式批准为新药，已核准的适应证为斜视、眼睑痉挛和面肌痉挛。2013 年 3 月 11 日，美容除皱也被批准为衡力®（BTXA）的适应证。B 型肉毒毒素制品在美国被称为 MYOBLOC™

（Elan 公司，Ierland 生产），同样的欧洲配方名为 NeuroBloc®。MYOB-LOC™ 2002 年 12 月在美国被批准用于治疗颈部肌张力障碍。每种肉毒毒素制品有它独特的配方和生物学特性，有不同的效价和剂量范围，并直接影响临床效果和副反应，它们的计量单位一般不能换算。

一、肉毒毒素结构

（一） 前体毒素的结构和特性

在自然状态下或人工培养基中，肉毒毒素通常以一种复合体形式存在，即神经毒素和血凝素（HA，分别由分子量为 70kDa 的 HA-70，33kDa 的 HA-33，17kDa 的 HA-17 组成）和/或非血凝活性蛋白（NTHA 130kDa）的复合体，也叫前体毒素，其分子量为 900kDa（图 1）。目前世界上流通的三种 A 型肉毒毒素制品都是这种复合体。

和许多生物活性蛋白一样，肉毒毒素的生物活性与它的空间结构形态有关。血凝素是一种很大的保护性蛋白，通过非

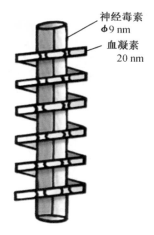

图 1　肉毒前体毒素电镜模式图

共价键与毒素结合，在保持毒素三维结构及稳定性上起着重要作用。肉毒毒素很容易在 40℃ 以上发生热变性，特别是在碱性条件下；空气/液体界面形成的气泡能引起毒素的伸展和形状的改变，从而使毒素溶液失去毒性；在有氮气和二氧化碳的环境中也能发生毒素的变性；稀释至较低浓度能使毒素的稳定性降低，只有用含其他蛋白（如明胶、牛或人血清白蛋白）的缓冲液（pH6.8 或更低）稀释才能防止。

（二） 肉毒神经毒素（衍生毒素）的分子结构和性质

用半乳糖作为配基的亲和层析或 SP-sephadex 或 CM-sephadex 的氯化钠梯度离子交换层析，能使神经毒素从肉毒前体毒素中分离出来（图 2）。各型肉毒神经毒素具有相近的分子量，即 150kDa 左右，它们的特异毒性或纯度一般在 $10^7 \sim 10^8 LD_{50}/mgpr$ 或以上。

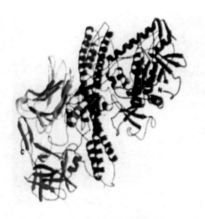

图2　肉毒神经毒素的空间三维结构

神经毒素的双链结构和二硫键。现已公认,任何型的肉毒毒素都是作为单一多肽链被产生的,但蛋白分解酶,不管是内源性的还是外源性的,都能把毒素切割为双链而显示其毒性。被切毒素的两个多肽链间至少有一个二硫键联结,二硫键的作用在于维护毒素的完整及其毒性(图3)。还原剂如硫基乙醇、二硫苏糖醇(DTT,dithothertol)、十二烷基硫酸钠(SDS)或尿毒素等能将二硫键还原,使被联结的双链彻底分离为分子量为100kDa和50kDa的两个链,分别叫H链(重链)和L链(轻链)。轻链的本质是锌肽链内切酶(zinic endopeptidase)。彻底被分离的两个链是无毒的,若按等分子的比例(1:1的克分子)或重量之比(L:H=1:2),通过透析性再氧化,则能恢复其毒性的40%,说明除了组分外,两个链的特异性排列或空间位置在毒性维持上有很大的作用。

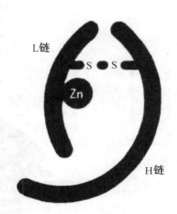

肉毒毒素分子开始被合成为单链,进而被切割为二硫键联结的双链分子。L(轻)链(氨基酸1-448)作为锌肽链内切酶,蛋白分解活性集中于氨基末端;H(重)链(氨基酸449-1280)具有胆碱能特异性,能促进轻链运转,从而通过核内体膜。

图3　肉毒神经毒素的双链结构(一级结构)

二、肉毒毒素的毒理、药理及作用机制

(一) 对神经肌肉接头的基本作用

肉毒毒素作用于周围运动神经末梢,神经肌肉接头即突触处,抑制突触前膜对神经介质——乙酰胆碱的释放,引起肌肉松弛性麻痹,即化学去神经作用(chemodenervation)。

神经毒素发挥其麻痹作用一般经过 4 个过程:

(1) 毒素快速、特异、不可逆地与突触前神经表面受体结合(binding);

(2) 毒素由受体介导被摄入囊泡,即内化(internalization)或胞吞(endocytosis);

(3) 毒素(轻链)从内吞体跨膜进入胞浆,即毒素移位(translocation);

(4) 毒素 L(轻)链激活蛋白分解过程,使乙酰胆碱释放受阻。

近年发现,肉毒毒素的轻链是锌肽链内切酶,其作用底物是一种与乙酰胆碱囊泡停靠和胞吐有关的融合蛋白,它是由突触体相关蛋白(SNAP-25)、囊泡相关膜蛋白(VAMP)和突触融合蛋白(syntaxin)组成的一种复合物,也叫 SNARE[可溶性的 NSF(N-乙基-马来酰亚胺-敏感因子)-附着蛋白受体]复合物。各型肉毒毒素的轻链裂解此复合物中一种蛋白的特异残基,即 B、D、F 和 G 型的在不同位置裂解囊泡相关膜蛋白/小突触泡蛋白,A 和 E 型的则在各自的位置裂解突触相关蛋白,而 C 型的肉毒毒素轻链则裂解突触融合蛋白等,从而抑制神经介质的胞吐、转运、锚靠、融合,使乙酰胆碱释放受阻(图 4 和图 5,表 1)。

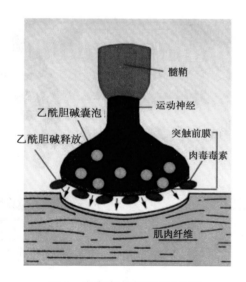

图 4 肉毒毒素在神经肌肉接头处的结合及作用

神经肌肉接头的功能恢复。组织学检查显示,神经支配的恢复开始出现是通过从无髓鞘的末端轴索立即向终板靠近的不平行发芽。另外的发芽位置是原本带髓鞘的末端前轴索的郎飞(Ranvier)结和终板上超末端轴索的分枝(未列出)。在临床前模型中,de Paiva 指出,新芽而非原有的末端将在28天由神经刺激引起肌肉收缩。所以在恢复早期,仅仅新芽才反应于刺激性神经-肌肉传导。然而,在随后的第二相和独特相,囊泡转向原来的末梢,新芽失去胞吐作用,并逐步清除新芽。

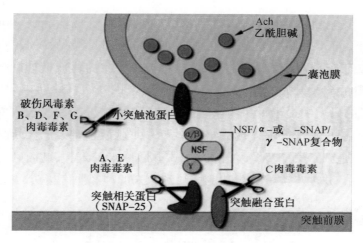

图5　肉毒神经毒素的裂解位置及底物

表1　推想的肉毒毒素的靶蛋白

毒素型别	细胞基质	靶切割位置	靶部位
A型肉毒毒素	25kDa 突触相关蛋白	谷氨酰胺 197-精氨酸 198	突触前浆膜
B型肉毒毒素	囊泡相关蛋白/小突触泡蛋白	谷氨酰胺 76-苯丙氨酸 77	突触囊泡
C型肉毒毒素	突触融合蛋白1A,1B 25 KDa 突触相关蛋白	赖氨酸 253-丙氨酸 254 赖氨酸 252-丙氨酸 253 精氨酸 198-丙氨酸 199	突触前浆膜
D型肉毒毒素	囊泡相关蛋白/小突触泡蛋白 cellubrevin	赖氨酸 59-蛋氨酸 60 丙氨酸 67-天门冬氨酸 68 不详	突触囊泡 全部细胞:胞吞/再循环系统的囊泡

续表

毒素型别	细胞基质	靶切割位置	靶部位
E 型肉毒毒素	25kDa 突触相关蛋白	精氨酸 180-异亮氨酸 181	突触前浆膜
F 型肉毒毒素	囊泡相关蛋白/小突触泡蛋白 cellubrevin	谷氨酰胺 58-赖氨酸 59 不详	突触囊泡 全部细胞:胞吞/再循环系统的囊泡
G 型肉毒毒素	囊泡相关蛋白/小突触泡蛋白	丙氨酸-81-丙氨酸 82	突触囊泡

肉毒毒素抑制胞吐是暂时性的,神经介质的释放最终必将恢复。早期的神经肌肉接头组织学研究显示,神经介质的释放被抑制一段时间后,神经末梢开始发芽,表明神经支配修复的开始。最近 de Paiva 在对小鼠的研究中提出了功能恢复的二步模式,并证实在肌肉收缩的恢复早期,仅仅新芽能够体现囊泡的周转并对刺激性神经肌肉传导发生反应,只是到了第二步,囊泡的周转才返回原来的末梢,此时新芽失去胞吐作用,并逐步被清除。功能恢复到原来的神经肌肉接头,并清除新芽,在这一实验模型上要经历 91 天。

(二) A 型肉毒毒素对传入神经的作用

A 型肉毒毒素还能改变传入中枢的感觉反馈环。Zwirner 等指出,肌肉活动的减少并反馈到喉运动神经原回路也是 A 型肉毒毒素的一个重要作用。Filppi 等支持这一假设,他得到了 A 型肉毒毒素改变肌梭影响 Ia 传入信息的电生理证据,确认局部注射 A 型肉毒素能直接减少传入 Ia 纤维传输,间接影响中枢神经系统,因而对感觉反馈发挥调节作用。Rosales 等也认为肉毒毒素可能通过对肌梭内纤维的阻滞减少 Ia 的传输,有效地改变传入系统。

以利多卡因或酒精注射治疗颈、颌、肢体肌张力障碍和痉挛状态已应用过多年,并有一定疗效,其机制也是对肌梭传入神经的影响。Kaji 给利多卡因加酒精疗法起名为"肌肉传入阻滞"(muscle afferent block),唯它们的疗效只有几周,所以目前用得并不多。然而,阻滞 Ia 传入的这种模式,可以用来阐明 A 型肉毒毒素在过度收缩肌肉上传入作用的机制,并确实已在实际应用中取得了更好的临床效果。

(三) A 型肉毒毒素对传递痛觉的伤害神经元的作用

A 型肉毒毒素临床应用和经验积累证明,它是解除颈肌张力障碍引起的颈肩疼痛、运动元损伤性痉挛状态的疼痛、贲门失弛缓症患者疼痛、肛裂患者肛痛等的有力工具,而且镇痛效果明显,缓解时间较长。原以为这与肌肉痉挛被解除有关,然而,越来越多的研究发现,疼痛的减轻程度远远大于肌肉的松弛程度,提示 A 型肉毒毒素还可能有止痛作用。上述 A 型肉毒毒素针对传入神经的实验依据,也许是疼痛缓解的一个因素。

炎性疼痛的大鼠模型则被用来证实 A 型肉毒毒素能阻止足垫注射甲醛溶液而引起的典型的行为性疼痛反应。A 型肉毒毒素对大鼠的两相疼痛反应都呈现与量相关(30U/kg 体重)的抑制,最高量对急性疼痛反应(Ⅰ相)明显地抑制,而对与Ⅱ相反应有关的炎性疼痛也有相当作用,但大剂量引起全身反应、体重下降;低剂量仍有局部抗伤害感受的作用,但体重已不下降,证明 A 型肉毒毒素确能缓解或减轻局部疼痛。

A 型肉毒毒素能影响传递痛觉的感受神经元。皮下注射 A 型肉毒毒素也能靶向皮肤的伤害感受神经,并减低痛觉的信息量,通过周围和中枢的抗伤害感受作用而发挥止痛效果。

(四) A 型肉毒毒素能抑制 P 物质等的释放

应特别指出的是,A 型肉毒毒素能抑制 P 物质和其他潜在神经调节剂的释放,P 物质是一种神经多肽,与痛觉、血管扩张和神经源性炎症有关。

A 型肉毒毒素还能抑制周围三叉神经血管系统肽的释放,并对偏头痛发生器产生适当的反馈,使偏头痛过程的激活和启动受到抑制,从而对偏头痛起到良好的治疗作用。

(五) A 型肉毒毒素对副交感神经元的作用

乙酰胆碱也是自主神经系统副交感部分节后纤维的神经介质,这些纤维支配不同的腺体,于是 A 型肉毒毒素对乙酰胆碱的作用已成为治疗自主性疾病的实验依据。许多研究已证实,A 型肉毒毒素是治疗多汗症和多涎症的有效药物。

三、肉毒毒素制品

目前国际市场上流通着 3 种 A 型肉毒毒素制品，即美国 BO-TOX®、英国 Dysport® 和中国的衡力®（BTXA），还有 1 种 B 型肉毒毒素制品（MYOBLOC™），它们虽然有相同或相近的质量指标（即符合美国食品药品管理局质量标准），但是其毒素提纯方法、质量情况、配方组成、稳定性、实际使用临床效果以至副反应、抗体产生的情况仍有某些差异。在此仅就少量的实验室和临床试验对比资料做一简述。

（一）组成和配方的比较

三种 A 型肉毒毒素制品均为 900kDa 左右的 A 型肉毒毒素（双链分子）和血凝素（HA）和/或非血凝素蛋白（NTNH）的复合体，是不同比例的活性毒素蛋白和无毒类毒素的混合物。

其中，A 型肉毒毒素裂解神经元内靶部位中称为突触相关蛋白（SNAP-25，分子量 25kDa）的浆膜联系蛋白，从而阻碍囊泡快速地和神经元浆膜融合，抑制囊泡对神经介质的胞吐。

制品中除毒素复合体这一主要成分外，BOTOX® 有一定比例的人血白蛋白（0.5mg/瓶）和氯化钠（0.9mg/瓶）；Dysport® 则含有一定比例的人血白蛋白（0.125mg/瓶）和乳糖（2.5mg/瓶）；衡力®（BTXA）则含有一定量的明胶（5mg/瓶）、右旋糖酐和蔗糖（各 25mg/瓶）。最后 BOTOX® 以真空干燥，Dysport® 和衡力®（BTXA）以冷冻干燥制成成品。

（二）提纯方法比较

三种制品的半成品都提纯自 A 型肉毒梭菌 Hall 株的培养物。主要不同在于 BOTOX® 用低温乙醇沉淀法，Dysport® 和衡力®（BTXA）用 DEAE-A_{50} 离子交换层析法提纯毒素，但都能达到美国食品药品管理局对精制毒素 $A_{260}/A_{278} \leqslant 0.6$ 及特异毒性 $3.0 \times 10^7 LD_{50} \pm 20\%/mgpr$ 的质量标准。不可否认，不同方法的精制毒素有不同的物理化学性质和临床特性。

（三）效价的比较

迄今，制品的效价仍沿用小白鼠体内试验法测定，所谓一个单位

(U)的 A 型肉毒毒素是指能使腹腔注射的一群 18～20g Swiss-Webster 小白鼠死亡 50% 的毒素量。此量被定为 1 个小白鼠 LD_{50}(mu)或就叫 1 个单位(U)。尽管中国检定当局曾对 BOTOX® 和衡力®(BTXA)单位 (U)做了实验室比较并得出接近等值的结论,但许多因素,包括不同的配方、半成品和/或成品的生产技术和小白鼠 LD_{50} 测试方法差异等,均可影响制品的物理化学性质和临床效果。因此,不同单位在临床上是不等值的,故不主张在各制品间做简单的换算。

BOTOX® 和 Dysport® 在小鼠趾展肌计分(DAS)上的比较也说明不能简单地在毒素量上做换算。局部肌肉作用只代表能刺激出 50% 反应($IM\text{-}ED_{50}$ 值)的剂量,而 BOTOX® 和 Dysport® 的 $IM\text{-}ED_{50}$ 比较却表明,它们的比是 1：3.7,而肌注量($IM-ED_{50}$ 值)的全身作用比率则是 1～2,两种制品的安全界限也是不同的,说明它们在注射小鼠肌肉内的滞留情况有差异。而且,种系间反应的不同,使得种间安全和有效的推断变得不可靠。

A 型肉毒毒素制品衡力®(BTXA)1997 年 2 月被中华人民共和国卫生部正式批准上市,并已在中国和东南亚、拉丁美洲一些国家及俄罗斯正式推广使用。国内外的实验室和临床对比资料表明,衡力®(BTXA)的质量完全符合美国食品药品管理局质量标准,临床使用安全、有效。

（四） 不同型别制品的比较

2002 年,美国批准 B 型肉毒毒素制品 MYOBLOC™ 作为颈部肌张力障碍治疗药物上市。B 型肉毒毒素裂解 SNARE 复合物中的突触囊泡相关蛋白(VAMP)或小突触泡蛋白,阻抑突触囊泡锚靠、融合和释放。

B 型肉毒毒素是由 B 型肉毒梭菌 Bean 株产生的,非共价地与血凝素和非血凝蛋白结合成神经毒素复合体,该毒素开始被合成为分子量 150kDa 的单一多肽链,后被蛋白酶切割为 H(重)链和 L(轻)链。市售 MYOBLOC™ 制品由 ELan 公司 Ireland 生产,是一种清澈无色或略带黄色的分子量为 700kDa 的注射液,分 2500 单位(U)/瓶·mL、5000 单位(U)/瓶·mL、10000 单位(U)/瓶·mL 三种包装,内含

0.05% 人血白蛋白、琥珀酸钠、氯化钠、辛酸钠、乙酰色氨酸钠、盐酸和水，pH5.6。用 Elan 专用方法检测小鼠 LD_{50}，所用的稀释剂、稀释方法和试验方法均有特殊要求，所测的生物活性单位不能和其他任何肉毒毒素制品比较和换算，该制品的特异活性为 70～130 单位（U）/ng。对颈肌张力障碍的治疗量为 2500～15000 单位（U）。

尽管 F 型肉毒毒素也已被用于人的临床研究，特别是那些产生了 A 型抗体并对 A 型肉毒毒素无应答的患者，但它的作用时间较短。E 型肉毒毒素的作用和有效时间更短。C 型肉毒毒素与 A 型肉毒毒素有类似的性质，作用时间也相近，但报道不多。

四、药理意义上的正确使用

（一）制品的储存、溶解、稀释

BOTOX® 每瓶含 100 单位（U）A 型肉毒毒素，采用干冰运输，贮存条件原定为 −5℃ 以下，近年又放宽到了 2℃～8℃。使用时以 0.9% 无防腐剂的灭菌生理盐水溶解，并按不同适应证做不同稀释，因生理盐水无缓冲能力，最好将溶液 pH 校正为 7.0。稀释液注入瓶中时应轻轻摇晃，以免产生过多的气泡导致毒素失活而影响效果。对多数适应证推荐的注射浓度范围为每点 2.5～10 单位（U）/0.1mL。Dysport® 每瓶含 500 单位（U）A 型肉毒毒素，采用常温运输，贮存条件为 2℃～8℃，溶解后调 pH 至 7.0。衡力®（BTXA）每瓶含 A 型肉毒毒素 100 单位（U）或 50 单位（U），保存条件为 −20℃～−5℃，即使室温保存，10 天内仍然稳定，在冷包装（冰皇）下，运输途中数天内也不影响效价。使用时以 0.9% 生理盐水轻摇溶解和稀释。

MYOBLOC™/NeuroBloc®（B 型肉毒毒素）系液体剂型，每瓶含 2500、5000 或 10000 单位（U），2℃～8℃ 条件下保存，30 个月内活性无明显下降。室温（25℃）条件下 9 个月内效价无变化。

A 型肉毒毒素制品用盐水溶解后，要求在 4 小时内用完，剩余毒素应丢弃。尽管这种稀释毒素放置后仍有作用，但可引起强烈、短暂的注射部位疼痛；稀释毒素不等的失活，也影响临床效果的定量评估。另外，从理论上讲，A 型肉毒毒素冻溶后除了效价的降低外，还能引起结构的改变,从而更具免疫原性,其后患是可想而知的。

（二） 注射剂量的掌控

肉毒毒素的效果与注射剂量和容量有关。最近有研究指出,A型肉毒毒素治疗量的范围很广,0.2～10U/0.1mL的稀释毒素在效果和作用程度上并无明显差别。还有报告称,大容量注射平均影响范围为6.05cm²,小容量注射平均影响范围为4.12cm²。

肉毒毒素的用量取决于不同病种和不同的肌肉。一般讲,小肌肉用小量(高浓度、低容量)、单点,大肌肉用大量(低浓度、大容量)、多点;体重大的用大量,妇女和瘦小的用小量。每个注射点BOTOX®或衡力®(BTXA)不应超过50单位(U),Dysport®不应超过250单位(U);每块肌肉BOTOX®或衡力®(BTXA)不应超过100单位(U),Dysport®不应超过500单位(U);每次BOTOX®或衡力®的最大用量不应超过400单位(U),Dysport®不应超过1200单位(U)。

（三） 副反应及其预防

早在20世纪70年代后期,A型肉毒毒素就作为一种治疗剂被推出,此后在严格的医学监控下使用,证明是安全的。

然而,2008年2月8日美国食品药品管理局根据肉毒毒素制品(BOTOX®等)使用后日益增多的严重不良反应以至死亡的报告,作出了慎用肉毒毒素产品的最新警告。据查,严重反应及死亡多发生于小儿脑瘫的肢体注射者(使用剂量为6.25～32U/kg),而对12岁以下儿童的安全、有效剂量其实尚未确定。早期、初步的分析认为,致死原因并非肉毒制品(BOTOX®,MYOBLOC™)本身的质量问题,而是使用过量引起全身肉毒中毒,出现吞咽困难、发音困难、呼吸困难、瘫软无力,以致死亡。我国注射用A型肉毒毒素(衡力®)虽无致死报告,但局部副反应还是常见的。局部副反应的出现是由于注射的肉毒毒素弥散到靶肌的邻近组织,并引起周围肌肉和腺体组织的损害,但是它是短暂的,因为它毕竟只由少量的肉毒毒素引起。常见的局部副反应有眼睑下垂、睑裂闭合不全、面肌肌力减弱、口角歪斜,甚至轻度的吞咽困难和颈肌无力(特别是痉挛性斜颈患者颈部注射后);美容除皱中还可有额部紧绷感、表情呆板、眼睑下垂、眉下垂等,极个别患者可出现一过性

13

皮疹等。正因为局部副反应通常是由于毒素弥散至周围非靶肌引起的，所以熟悉注射部位的局部解剖，准确掌握注射位点、深浅、剂量、手法，并坚持个例化原则避免或减轻副反应是必须遵循的原则，有条件的医院最好在肌电图的引导下注射。

为了有效减少副反应，Borodic 竭力推荐多点注射。Blackie 也证实，颈肌张力障碍患者吞咽困难的发生率通过多点注射可下降 50%。但是这一方法会使注入的毒素更接近邻近肌肉，从而增加副反应发生率。尽管这样，除了喉部和其他细小肌肉外，一般都采用肌肉多点注射法，而不是大剂量的单点注射。

一般情况下，严禁将肉毒毒素用于运动神经元疾病、重症肌无力和 Eaten-Lam-bert 综合征等疾病的患者，以免加重病情。在肉毒毒素治疗过程中，禁用或停用氨基糖苷类抗生素（如庆大霉素等）。对孕妇用药问题，仅有个别注射 A 型肉毒毒素后流产、早产的报告，对毒素致畸的情况除有动物实验资料外，其他不详。故不主张对孕妇和哺乳期妇女使用肉毒毒素。极个别的人在治疗中可出现局部过敏反应，为一过性皮疹，但尚无过敏性休克的确切报告。

（四） 抗体产生及其避免

A 型肉毒毒素的本质为蛋白质，具有免疫原性。肉毒毒素制品在冻干过程中或多或少有毒性损失（即肉毒毒素变为类毒素），早期甚至出现毒力 1 个 log 级下降，所以这种制品其实是毒素和类毒素的混合物，除显示毒性外，具有更强的抗原性或免疫原性，反复使用，特别是大剂量、短间隔的注射势必引起抗体产生。多数人认为治疗颜面部痉挛所用的常规剂量是在诱导抗体产生的阈值之下，一般不会产生抗体。A 型肉毒毒素抗体较多出现在累积剂量大且反应不佳的患者，如颈部肌张力障碍或肢体痉挛的患者，多次注射产生抗体的概率为 3% ~ 10%（BOTOX®，Dysport®），并随注射剂量与频率的增加而增大。

应用之初并未意识到如此小量的毒素（纳克级）能引起抗体的产生，基本上是根据需要给患者注射，几乎每月 1 次，甚至有的还进行加强注射。但是后来有些患者出现临床上的耐药，分析可能是由于免疫反应，于是考虑改变治疗模式，强调至少应有 3 个月的注射间隔，废止加强注射,并启用最低有效量治疗(图6)。

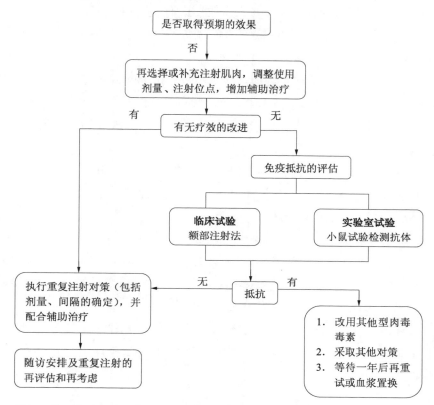

假如一位患者对 A 型肉毒毒素不应答,首先应考虑使用剂量、注射位点和辅助治疗是否恰当,并采取相应措施。当对剂量调节和技术性给药仍然缺乏疗效时,应考虑抗体产生的可能性。有关痉挛状态人群精确的免疫抵抗的资料尚不完善。可用前额、眉间或趾短伸肌注射对免疫抵抗进行测试。

图6 肉毒毒素应用策略

可用免疫学试验如小白鼠致死试验、小鼠中和试验(MNA)、小鼠保护试验(MPA)或酶联免疫吸附试验(ELISA)检测抗体产生或免疫抵抗。ELISA 试验因不能排除非毒性成分抗体的干扰,检测结果往往高于临床抵抗的实际。只有小鼠中和试验才被认为是一个非常标准的、临床相关性好的试验。除此之外,临床上常用前额 A 型肉毒抗体试验(FIAT)对可疑有免疫抵抗或抗体产生的患者进行测试。具体方法是:用 15~20 单位(U)BOTOX® 一侧皱眉肌注射 2 点,假如该肌肉在 2 周内不能活动,即患者不能皱该侧眉,则认为他们无免疫抵抗或抗体产生;假如该肌活动自如,则认为他们已有免疫抵抗或抗体产生。对无免疫抵抗的患者,可在对侧皱眉肌做完全相同的注射,以保持表情的对称。

为了减少免疫抵抗或抗体产生,Greene 和 Jankovic 建议:第一,用最小的有效剂量;第二,合理地延长治疗间隔期,至少 3 个月;第三,避免加强注射。只有在特殊情况下,如用量非常小,像 < 10 单位(U)才偶尔可在短期内重复注射。

对于对某型肉毒毒素产生免疫抵抗的患者,可改用其他型肉毒毒素治疗。曾对 A 型肉毒毒素有免疫抵抗的患者试用 F 型肉毒毒素治疗,但疗效只维持了 1 个月。

B 型肉毒毒素的临床试验表明,它对于对 A 型肉毒毒素有免疫抵抗的患者的疗效是肯定的。但已有较多的 MYOBLOC™/NeuroBloc® 抗体产生的报告,小鼠中和试验(MNA)证实,用过 12 个月的患者的抗体阳性率为 9.6% ,18 个月的为 18.2% ,20 个月的为 22.6% 。

有报告称,C 型肉毒毒素和 A 型肉毒毒素的作用有效期相似,但还不知道 C 型肉毒毒素是否对 A 型和 B 型肉毒毒素有免疫抵抗的人有效。

五、研究现状和未来方向

近年来,肉毒毒素的基础研究和临床应用突飞猛进,它不仅为疾病治疗和医学研究提供了新的手段,也提高了对肌张力障碍、骨骼肌痉挛、平滑肌痉挛或疼痛症候和分泌过度的腺体疾病的科学认知和公众意识。肉毒毒素治疗还带动了多学科对神经生理学的重新审视,并扩展了人们对疾病病理生理的基本看法。

作为中国治疗用肉毒毒素的研制者和生产者,本文作者对肉毒毒素的研究现状和未来方向提出如下见解,供同道思考。

（一） 加强基础研究

首先要对肉毒毒素的结构、功能和注射局部及远隔部位的组织学进行深入的研究,以弄清它的功能区和作用机制,并找出增长肉毒毒素的作用时间及延缓神经末梢发芽和神经肌肉传导重建的办法；其次要在产毒菌株上下功夫，建立杂交株或基因工程株，也可以进行毒素亚单位杂交，以提高肉毒毒素对特异的神经末梢的亲和性，并成为核糖体毒物进入并致死神经体细胞，来增强和延长肉毒毒素的治疗效果。

尽管针对尼克乙酰胆碱受体的免疫毒素已不属于肉毒毒素的范畴，但通过它对肌肉纤维选择性的破坏作用来缓解肌肉痉挛的疗效要比肉毒毒素更好、更长，也值得一试。

（二）扩大临床应用范围

目前，国内外报道的肉毒毒素治疗的病症遍布眼科、神经科、康复科、消化科、泌尿科、皮肤科及美容科或整形外科等 50 余个领域，凡述及肌肉（骨骼肌、平滑肌）活动过度或痉挛、抽搐的均可试用。

据美国 Clinical Trials 网站报道，美国正用 BOTOX® 进行如下临床适应证的试验：良性前列腺增生引起的尿路症状；缓解糖尿患者的足底溃疡；中风后的肩部疼痛；骨关节引起的膝盖疼痛；斑秃；食管收缩亢进、食管痉挛；改善兔唇疤痕；寻常性牛皮癣；磨牙症；减少子宫内膜异位引起的慢性骨盆疼痛；痉挛性发声障碍；脑瘫患儿流涎；缓解乳房再造的疼痛；肉芽肿引起的发声障碍；胃癌；肌筋膜骨盆疼痛；儿茶酚胺导致的手指坏死；缓解脑瘫儿童髋关节术后疼痛；面部潮红；肌萎缩侧索硬化（ALS）引起的流涎；耻骨直肠肌综合征；提高低位前切除综合征的生活质量；全膝关节置换术后关节屈曲挛缩（TKA）；小儿上肢痉挛；小儿下肢痉挛；佩罗尼氏病（纤维性海绵体炎）。

我国近年对注射用 A 型肉毒毒素（衡力®、BTXA）的临床试验和应用也在不断拓展和突飞猛进，作为中国该制品的发明人，我建议应关注如下几个方面的临床应用或探索，并有所创新和突破。

自主神经疾患中的手足多汗症、腋臭、弗莱氏综合征，还有变应性鼻炎或血管动力性鼻炎也可用肉毒毒素治疗，且有明显疗效，说明肉毒毒素对自主神经也有作用，应进一步弄清机制，扩大这方面的适应证。

近年又在美容除皱中发现了肉毒毒素对偏头痛的明显疗效，并扩展到对部分腰背痛和肌筋膜痛及疤痕后神经痛的治疗，显示了肉毒毒素在治疗常见病、多发病方面的潜力,问题是要更好地了解肉毒毒素治疗疼痛的机制,以保证和提高肉毒毒素治疗疼痛的疗效。

还应扩大和深化 A 型肉毒毒素在泌尿外科领域的应用研究,不仅对逼尿肌-括约肌协同失调(DSD)、神经源性、间质性膀胱炎等疾病,而且还可以对良性前列腺增生和前列腺炎这类老年常见病进行探索治疗,以解除残疾患者和老年患者的痛苦。

最近国内还有人尝试将 A 型肉毒毒素用于减肥甚至抑郁症的治疗,尽管机理不详,但已有成功的个例和报道,值得在基础理论及临床实践工作方面做进一步的探索和研究。

肉毒毒素的应用前景宽广,值得在临床上进行更广泛、更深入的探索,使更多的疑难病症能用肉毒毒素这一神奇药物进行治疗。但是在开发利用的同时也要防止对肉毒毒素的不适当夸大和滥用,应充分了解肉毒毒素作为新药和新疗法也有其严重不足,或者说并非十全十美,要慎用、会用,否则真会引起公众健康方面不必要的麻烦和困窘。

(三) 提高制品质量

尽管目前我国制品质量已达到或超过了美国食品药品管理局的标准,但是该毒素纯度还有提高的可能,要千方百计地提高制品质量,以减少因制品的问题而引起的不良反应和毒副作用;要竭尽全力地提高制品中毒素的活性单位/ng(U/ng),以大幅度减少注射治疗的抗原量,从而降低抗体产生的概率,保证一型毒素、一种制品的稳定使用;要研制其他型肉毒毒素和缓释或控释毒素,使肉毒毒素更加有效和长效。

(四) 加强毒素及其制品管理

尽管要用肉毒毒素作为生物武器,必须具备一定规模的生产设备和必备的投放及维持条件(气溶胶形式),真正要实施并不是轻而易举的事,更不是靠治疗制品的积累就能实现的,但仍应始终保持对肉毒毒素属于生物武器的警惕,严肃对待,做好毒素及其制品的管理工作。在研究、生产、销售、使用等方面层层把关,建立必要的菌种和毒素的保管、分发、登记、核对、销毁制度,避免毒素的流失和滥用,使肉毒毒素真正地为人类健康、为美化人们生活服务。

参考文献

［1］Jankovic J. Botulinum Toxin：State of the Art［J］. *Mov Disord*, 2017,32(8):1131－1138.

［2］Rossetto O, Pirazzini M, Montecucco C. Botulinum Neurotoxins：Genetic, Structural and Mechanistic Insights［J］. *Nat Rev Microbiol*, 2014,12(8):535－549.

［3］Naumann M, Toyka KV, Moore P. History and Current Application of Botulinum Toxin from Poison to Remedy［M］.//Moore P, Naumann K, eds. *Handbook of Botulinum Toxin Treatment*. U. K：Black Science Press, 2003:3－8.

［4］Arnon SS, Schecter R, Inglesby TV, et al. Botulinum Toxin as a Biological Weapon：Medical and Public Health Management［J］. *JAMA*, 2001, 285(8):1059－1070.

［5］Scott AB. Botulinum Toxin Injection into Extraocular Muscles as an Alternative to Strabismus Surgery［J］. *Ophthalmology*, 1980, 87(10): 1044－1049.

［6］Schiavo G, Matteoli M, Montecucco C. Neurotoxins Affecting Neuroexocytosis［J］. *Physiol Rev*, 2000, 80(2):717－766.

［7］Sultton RB, Fasshauer D, Jahn R, et al. Crystal Structure of a SNARE Complex Involved in Synaptic Exocytosis at 2. 4 A Resolution［J］. *Nature*, 1998, 395(6700):347－353.

［8］Neale EA, Bowers LM, Jia M, et al. Botulinum Neurotoxin A Blocks Synaptic Vesicle Exocytosis but not Endocytosis at the Nerve Terminal［J］. *J Cell Biol*, 1999, 147(6):1249－1260.

［9］Klein AW, Carrutors A, Fagien S, et al. Comparison among Botulinum Toxin：An Evidence-based Review［J］. *Plastic Recons Surg*, 2008, 121(6): 413－422.

［10］Poulain B. How do the Botulinum Neurotoxin Block Neurotransmitter Release from Botulism to the Molecular Mechanism of Action［J］. *The Botulinum J*, 2008, 1(1):14－87.

［11］de Paiva, Meunier FA, Molg, et al. Function Repair of Motor Endplates after Botulinum Neurotoxin Type A Poisoning: Biphasic Switch of Synaptic Activity between Nerve Sprouts and their Parent Terminals［J］. *Proc Natl Acad Sci U S A*, 1999, 96(6):3200 – 3205.

［12］Borodic GE, Ferrante R, Pearce LB, et al. Histologic Assessment of Dose-related Diffusion and Muscle Fiber Response after Therapeutic Botulinum A Toxin Injections［J］. *Mov Disord*, 1994, 9(1):31 – 39.

［13］Patrick GF, Nadiem M, Godfrey OL, et al. Evaluation of the Therapeutic Usefulness of Botulinum Neurotxs B, C, E and F Compared with the Long Lasting Type A［J］. *J Biol Chem*, 2005, 278 (2) : 1363 – 1371.

［14］Hou YP, Zhang YP, Song YF, et al. Botulinum Toxin Type A Inhibits Rat Pyloric Myoelectrical Activity and Substance P Release in Vivo ［J］. *Can J physiol pharmacol*, 2007, 85 (2): 209 – 214.

［15］Aoki KR. Pharmacology and Immunology of Botulinum Toxin Type A［J］. *Clinics in Dermatology*, 2003, 21(6):476 – 480.

［16］Kessler K, Skutta M, Benecke R. Long-term Treatment of Cervical Dystonia with Botulinum Toxin A. Efficacy, Safety, and Antibody Frequency［J］. *J Neurol*, 1999, 246(4):265 – 274.

［17］Dressler D, Hallett M. Immunological Aspect of Botox, Dysport and Myobloc / NeuroBloc［J］. *Europ J Neurol*, 2006, 13 (Suppl, 1): 11 – 15.

［18］FDA Notifies Public of Adverse Reactions Link to Botox Use —— Ongoing Safety Review of Botox, Botox Cosmetic and Myobloc Takingplace ［J］. *USA FDA News*, February 8, 2008.

［19］Follow-up to the February 8, 2008, Early Communication about ongoing Safety Review of Botox and Botox Cosmetic (Botolium for Type A) and Myobloc (Botolium for Type B)［J］. *USA FDA UPDATE*, April 30, 2009.

［20］Brin MF, Lew MF, Adler CH, et al. Safety and Efficacy of NeuroBloc (Botulinum Toxin Type B) in Type A-resistant Cervical Dystonia[J]. *Neurology*, 1999,53(7):1431 – 1438.

[21] de Sa Earp AP, Marmur ES. The five D's of Botulinum Toxin: Doses, Dilution, Diffusion, Duration and Dogma[J]. *J Cosmet Laser Ther*, 2008, 10(2):93 – 102.

[22] Wang YC, Burr DH, Sugiyama H, et al. Acute Toxicity of Aminoglycoside Antibiotics as an Aid in Detecting Botulism[J]. *Appl Environ Microbiol*, 1984, 48(5):951 – 955.

[23] Wan XH, Tang XF, Wang YC. The Properties and Longitudinal Experience of Chinese Type A Botulinum Toxin for the Treatment of Focal Dystonia and Hemi Facial Spasm[J]. *Clin Med Sci J*, 2003, 18:254 – 259.

[24] Naumann M, Jost WH, Toyka KV. Botulinum Toxin in the Treatment of Neurological Disorder of the Autonomic Nervous System[J]. *Arch Neurol*, 1999,56(8):914 – 916.

[25] Patrick J, Hogan. The Use of Botulinum Toxin Type A in Pain Management[M]. //Martin K, Childers, eds. *Migraine*. Columbia, U. S. A. Academic Press, 2002:61 – 76.

[26] Brisinda G, Cadedda F, Vanella S, et al. Relief by Botulinum Toxin of Lower Urinary Tract Symptoms Owing to Benign Prostatic Hyperplasia: Early and Long-term Results[J]. *Urology*, 2009,73(1): 90 – 94.

（王荫椿）

临床实践

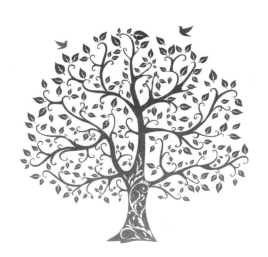

卡马西平、氯硝安定与 A 型肉毒毒素治疗面肌痉挛、眼睑痉挛疗效对比分析

目的:寻求面肌痉挛及眼睑痉挛的有效治疗方法。

方法:局部肌肉注射 A 型肉毒毒素治疗面肌痉挛及眼睑痉挛 47 例,随访观察 9~26 周。

结果:药效作用时间分别为,面肌痉挛(16.6±4.2)周,眼睑痉挛(9.2±3.8)周。无全身反应,局部副作用轻微,可逆。

结论:A 型肉毒毒素治疗安全、有效、简便,可作为治疗面肌痉挛、眼睑痉挛的一种方法。

关键词:A 型肉毒毒素;面肌痉挛;眼睑痉挛

中图分类号: R745.1

文献标识码: A

文章编号: 1007-5496(2000)10-1476-02

Botulinum Toxin A Treatment for Hemifacial Spasm and Blepharospasm

Objective: To explore the method for the treatment of hemifacial spasm and blepharospasm.

Method: Local injection of botulinum toxin A was used for treatment of 47 cases of hemifacial spasm or blepharospasm. The patients were followed-up for 9~26 weeks.

Result: After botulinum toxin A injection, the effect last for (16.6±4.2) weeks in patients with hemifacial spasm and (9.2±3.8) weeks with blepharospasm, no systemic adverse reactions were noted, and local side effect were mild and reversible.

Conclusion: It is concluded that local injection of botulinum toxin A is safe, simple and effective for hemifacial spasm and blepharospasm.

Key words：botulinum toxin A；hemifacial spasm；blepharospasm

面肌痉挛以一侧面肌的不自主抽搐样收缩为特点；眼睑痉挛为双侧性，无下半部抽搐，为神经科临床多发病之一。既往采用的药物包括卡马西平、苯妥英钠、氯硝安定、中药，治疗手段则有针灸、理疗、神经干阻滞法、手术神经干切断或微血管减压术，但因疗效不明显，副作用大，或开颅微血管减压术有一定的风险，费用昂贵，患者难以接受。近年来，我们应用局部肌肉注射 A 型肉毒毒素法治疗面肌痉挛及眼睑痉挛47 例，疗效满意，现报告如下。

一、资料与方法

（一） 资料

治疗面肌痉挛 35 例，眼睑痉挛 12 例，共 47 例，其中男 13 例，女34 例；年龄 34～78 岁，平均年龄（55.4±9.9）岁。病程 1 个月～18年，47 例均为经药物、针灸、理疗等治疗后疗效不佳者。对照组 40例，男 18 例，女 22 例；年龄 36～72 岁，平均年龄（54.6±11.1）岁。面肌痉挛中 28 例接受了卡马西平治疗，12 例眼睑痉挛者服用氯硝安定治疗。

（二） 方法

1. 药品剂量及用法

使用兰州生物制品研究所研制的注射用 A 型肉毒毒素（为冷冻干燥结晶品，每瓶 110U，置于低温冰箱保存，使用时用生理盐水稀释至所需浓度）。根据病情选点注射，于眼轮匝肌及面肌进行多点注射。如为双侧眼睑痉挛，常规选每眼上下睑的中内 1/3、中外 1/3 处及外眦部颞侧眼轮匝肌共 10 点，注射点距睑缘 3mm。如为面肌痉挛，除患侧眼睑注射外，还须于面部中、下及颊部肌肉多点注射。每注射点注射量为0.1mL，含 A 型肉毒毒素 2.5U，有残存痉挛者可追加注射，复发者可重复注射，每次注射不超过 55U。治疗后痉挛强度、痉挛频度由 2～4 级降为 0 级者为完全缓解，由 2～4 级降为 1～2 级者为明显缓解，由 4 级降为 3 级者为部分缓解。

2. 治疗前后眼睑及面肌痉挛强度

采用 Cohen、Albert 标准[1,2]评定,同时进行 Penn 法[3]痉挛频度分级。Cohen、Albert 法痉挛强度分级。0 级:无痉挛;1 级:外部刺激引起轻度痉挛;2 级:轻度,可见颤动,无功能障碍;3 级:中度,痉挛明显,有轻微功能障碍;4 级:重度,严重痉挛和功能障碍,影响工作和生活。Penn 法痉挛频度分级。0 级:无痉挛;1 级:刺激可诱发中度痉挛;2 级:痉挛发作少于 1 次每小时;3 级:痉挛发作多于 1 次每小时;4 级:痉挛发作多于 10 次每小时。注射后第 1 个月每周随访 1 次,以后每月 1 次。随访观察9～26 周。

（三）统计学方法

采用 t 检验、χ^2 检验。

二、结果

（一）卡马西平、氯硝安定治疗面肌痉挛、眼睑痉挛结果

见表1。

表1　卡马西平、氯硝安定治疗面肌痉挛、眼睑痉挛结果

疾病	n	治疗药物剂量（mg）	肌痉挛频度疗效（例）			肌痉挛强度疗效（例）		
			完全缓解	明显缓解	部分缓解	完全缓解	明显缓解	部分缓解
面肌痉挛	28	卡马西平（300～900）	0	3	3	0	2	4
眼睑痉挛	12	氯硝安定（2～6）	0	4	5	0	2	5

（二）A 型肉毒毒素治疗面肌痉挛、眼睑痉挛结果

见表2。

表2　A 型肉毒毒素治疗面肌痉挛、眼睑痉挛结果

疾病	n	注射剂量（U）	肌痉挛频度疗效（例）			肌痉挛强度疗效（例）			作用持续时间（周）
			完全缓解	明显缓解	部分缓解	完全缓解	明显缓解	部分缓解	
面肌痉挛	35	27.6±8.6（12.5~50）	30△	3	2	30△	5	0	16.6±4.2*（8~24）
眼睑痉挛	12	36.2±9.6（20~53.5）	7△△	4	1	7△△	3	2	9.2±3.8（4~15）

注：△与卡马西平组相比，$P < 0.001$。
　　△△与氯硝安定组相比，$P < 0.001$。
　　*与眼睑痉挛组相比，$P < 0.01$。

47 例患者均于注射 A 型肉毒毒素治疗后 2 小时 ~3 天开始改善，大多在 24 小时后开始减轻，2~10 天治疗作用达到高峰。

（三）副作用

47 例均无全身反应，能继续参加日常工作。出现泪液增多、一过性视物模糊 15 例，眼睑下垂 2 例，眼睑闭合不全 7 例，面肌无力或原有面瘫加重 5 例。这些不良反应轻微，持续时间短，在 3~8 周内可完全恢复。暴露性角膜炎 1 例，经抗感染等治疗后痊愈。

三、讨论

A 型肉毒毒素是厌氧梭状芽孢杆菌属肉毒杆菌产生的一种嗜神经毒素，分子量约为 150kD，由一重链和一轻链组成。重链具有与周围胆碱能神经高度选择性的结合位点，使该毒素进入突触，轻链具有神经元内作用，阻断乙酰胆碱的钙离子介导性释放，注射后在局部肌肉弥散，迅速与神经肌肉接头的胆碱能突触前受体结合，引起较持久的肌肉松弛作用，从而缓解肌肉痉挛[4~8]。本组结果提示，A 型肉毒毒素治疗面肌痉挛、眼睑痉挛疗效确切，47 例全部有效。面肌痉挛的完全缓解率（86%）高于眼睑痉挛（58%），且药效作用持续时间 [（16.6±4.2）周] 比治疗眼睑痉挛作用持续时间 [（9.2±3.8）周] 长（$P < 0.01$）。这与文献[5]报道相似。分别与卡马西平组、氯硝安定组相比较，A 型肉毒毒素治疗组完全缓解率显著高于卡马西平组和氯硝安定

组（$P < 0.01$）。Xonkovic 等报道，首次注射 A 型肉毒毒素后 1 周即可重复注射，重复注射效果仍无下降，且效果有轻度增加，并发症的发生率逐渐降低。本组重复注射治疗 11 例，除 1 例效果较首次治疗效果稍差外，其余效果均无下降，副作用未见增加。

本组局部肌肉注射 A 型肉毒毒素治疗面肌痉挛、眼睑痉挛，每次剂量不超过 55U，1 个月剂量不超过 220U，无 1 例出现全身肉毒中毒或发生过敏反应。Scolt[6]认为，A 型肉毒毒素对人的半数致死量（LD_{50}）为 5000U，故常规治疗剂量足够安全，局部副作用轻微，持续时间短，可以完全恢复，患者易于接受。作者认为，应用 A 型肉毒毒素治疗面肌痉挛、眼睑痉挛是一种有效而副作用小的疗法。为了避免暴露性角膜炎的发生，眼部注射剂量不应过大，对于出现眼睑闭合不全者，应及时予以常规保护眼睛措施，予以红霉素眼膏涂眼，以保护角膜。

参考文献

［1］Cohen DA，Savino PJ，Stern MB，et al. Botulinum Injection Therapy for Blepharospasm：A Review and Report of 75 Patients［J］. *Clin Neuropharmacol*，1986，9：415.

［2］Albert W，Kim BJ. Double-Blind Study of Botulinum Toxin A［M］//Jankovic J，Hallett M. Therapy of Botulinum Toxin. New York：*Marcel Dekker*，1994：353 – 359.

［3］中华人民共和国卫生部医政司. 中国康复医学治疗规范（下册）［M］. 北京：华夏出版社，1999：19 – 20.

［4］Schantz EJ，Jonsos EA. Properties and Use of Botulinum Toxin and other Microbial Neurotoxins in Medicine［J］. *Microbiol Rev*，1992，56：80.

［5］戴壮，卢炜，吴晓，等. A 型肉毒杆菌毒素治疗眼睑及面肌痉挛的临床研究［J］. 中华眼科杂志，1993，29(3)：144.

［6］Scott AB. Botulinum Toxin Injection of Eye Muscles to Collect Strabismus［J］. *TRANS Am Ophthalmol Soc*，1981，79：734.

［7］范文辉,邵淑琴,陈康宁.A 型肉毒杆菌毒素治疗面肌痉挛 235 例临床研究[J].现代康复,2000,4(7):1000-1001.

［8］丁新华.肉毒杆菌毒素(BTX)治疗肌肉痉挛的进展[J].现代康复,2000,4(1):80-81.

（罗蔚锋,刘春风,包仕尧,温仲民,傅渝）

（本文原载于《现代康复》2000 年第 4 卷 10 期）

A 型肉毒毒素治疗面、睑肌痉挛临床研究

目的：探讨 A 型肉毒毒素对面、睑肌痉挛的疗效。

方法：局部肌注 A 型肉毒毒素治疗面、睑肌痉挛 164 例。

结果：药效作用时间为：面肌痉挛（18.92 ±6.12）周，眼睑痉挛（12.04 ±6.35）周。副作用轻、可逆。

结论：A 型肉毒毒素局部注射治疗面、睑肌痉挛安全、有效。

关键词：A 型肉毒毒素；面肌痉挛；眼睑痉挛

中图法分类号：R746.905

Botulinum Toxin A Treatment for Hemifacial Spasm and Blepharospam

Objective：To explore the method for the treatment of hemifacial spasm and blepharospam.

Methods：Local injection of botulinum toxin A was used for treatment of 164 cases of hemifacial spasm or blepharospam.

Results：After botulinum toxin A injection, the effect last for(18.92 ± 6.12) weeks in patients with hemifacial spasm , (12.04 ±6.35) weeks in patients with blepharospam. Side effects were mild and reversible.

Conclusion：It is concluded that local injection of botulinum toxin A is safe, simple and effective for treatment of hemifacial spasm and blepharospam.

Key words：botulinum toxin A; hemifacial spasm; blepharospam

面肌痉挛、眼睑痉挛的治疗方法很多,但因多种原因患者难以接受。1997—1998 年我们应用局部肌肉注射 A 型肉毒毒素治疗该类患者 164 例,疗效满意,报道如下。

一、临床资料

(一) 病例

面肌痉挛 143 例,眼睑痉挛 21 例,其中,男 52 例,女 112 例;年龄 23～78 岁[平均(57.2±13.6)岁],病程 1 个月～20 年。均为药物、针灸、理疗等治疗无效者,其中 19 例为神经干阻滞、微血管减压术后复发者。随访观察 1～2.4 年。

(二) 治疗方法

使用兰州生物制品研究所研究的注射用 A 型肉毒毒素(为冷冻干燥结晶品,每瓶 65U,置于低温冰箱保存,使用时用生理盐水稀释至所需浓度)。根据病情选点注射,于眼轮匝肌及面肌进行多点注射。对于双侧眼睑痉挛者,常规选每眼上下睑的中内 1/3、中外 1/3 处及外眦部颞侧眼轮匝肌共 10 个点,注射点距睑缘 3mm。对于面肌痉挛者,除患侧眼睑注射外,还须于面部中、下及颊部肌肉多点注射。每点注射量 0.05～0.1mL(含 A 型肉毒毒素 1.25～5U),有残存痉挛者可追加注射,复发者可重复注射,每次注射总量不超过 65U。注射后第 1 个月每周随访 1 次,以后每月 1 次。

(三) 疗效判定

眼睑及面肌痉挛强度分级。0 级:无痉挛;1 级:外部刺激引起轻度痉挛;2 级:轻度,可见颤动,无功能障碍;3 级:中度,痉挛明显,有轻微功能障碍;4 级:重度,严重痉挛和功能障碍,影响工作和生活。治疗后痉挛强度由 2～4 级降为 0 级者为完全缓解;由 2～4 级降为 1～2 级者为明显缓解;由 4 级降为 3 级者为部分缓解。

(四) 结果

164 例均于注射后 2 小时～3 天开始改善,大多在 24 小时后开始减轻,2～12 天治疗作用达到高峰。治疗结果详见表 1。副作用:泪液增多、一过性视物模糊 28 例,眼睑下垂 7 例,眼睑闭合不全 26 例,面肌无力或原有面瘫加重 16 例,但皆在 2～9 周内完全恢复。暴露性角膜炎 1 例,经抗感染等治愈。

表1　164 例面、睑肌痉挛治疗结果

疾　病	n	注射剂量(U)	缓解(例)			药效持续时间(周)
			完全	明显	部分	
面肌痉挛	143	28.46 ± 12.48 (12.5～60)	120	19	4	18.92 ± 6.12 (8～29)
眼睑痉挛	21	37.08 ± 10.32 (20～65)	13	5	2	12.04 ± 6.35 (3.5～20)

二、讨论

抗癫痫药只对少数面肌痉挛、眼睑痉挛患者有效,且易出现嗜睡、头昏、乏力等副作用。采用手术神经干切断、酒精等神经干阻滞法,患者痛苦大,易导致面瘫。微血管减压术曾被认为是能够治愈面肌痉挛且唯一不留后遗症的方法,但仍有 4%～12% 的复发率,且开颅有一定的风险,少数患者可遗留永久性听力下降、面部感觉障碍、脑梗死等,且费用大。[1]

A 型肉毒毒素是厌氧梭状芽孢杆菌属肉毒杆菌产生的一种嗜神经毒素,由一重链和一轻链组成。重链具有与周围胆碱能神经高度选择性的结合位点,使该毒素进入突触;轻链具有神经元内作用,阻断乙酰胆碱的钙离子介导性释放。注射后在局部肌肉弥散,迅速与神经肌肉接头的胆碱能突触前受体结合,引起较持久的肌肉松弛作用,从而缓解肌肉痉挛。[2]

本组 A 型肉毒毒素治疗面肌痉挛、眼睑痉挛 164 例中,仅 1 例眼睑痉挛无效。面肌痉挛的完全缓解率(84%)高于眼睑痉挛(62%),且药效持续时间[(18.92±6.12)周]比眼睑痉挛[(12.04±6.35)周]长($P <$ 0.01)。这与文献[3,4]报道相似。有报道,首次注射后 1 周即可重复注射,重复注射效果可有轻度增加,并发症的发生率降低。本组中重复注射治疗 57 例,除 4 例效果较首次疗效稍差外,其余效果均无下降。且重复注射治疗时,剂量适当增加,可延长药物疗效持续时间,而副作

用未见增加。

本组局部肌肉注射每次剂量 <65U,1 个月剂量 <220U,未发生全身肉毒中毒或过敏反应。A 型肉毒毒素对人的半数致死量(LD_{50})为 5000U,故常规治疗剂量安全,且局部副作用轻,持续时间短,可完全恢复。为避免暴露性角膜炎的发生,眼部注射剂量不应过大,对于出现眼睑闭合不全者,应及时予以红霉素眼膏涂眼,以保护眼睛。

参考文献

[1] 张晓华,李善泉.面肌痉挛的病因及治疗现状[J].国外医学:神经病学神经外科学分册,1998,25(1):15 – 17.

[2] Schantz EJ, Jonsos EA. Properties and Use of Botulinum Toxin and Other Microbial Neurotoxins in Medicine[J]. *Microbiol Rev*, 1992, 56 (1):80 – 99.

[3] 戴壮,卢炜,吴晓,等.A 型肉毒杆菌毒素治疗眼睑及面肌痉挛的临床研究[J].中华眼科杂志,1993,29(3):144 – 145.

[4] 赵长地,陈鹤秀,聂振明,等.A 型肉毒杆菌毒素治疗眼睑痉挛及面肌痉挛临床研究[J].中国神经精神疾病杂志,1996,22(2):83 – 85.

(罗蔚锋,刘春风,包仕尧,温仲民,傅渝)

(本文原载于《苏州医学院学报》2000 年第 20 卷第 3 期)

A 型肉毒毒素治疗偏侧面肌痉挛
及重复治疗的剂量探讨

目的：观察 A 型肉毒毒素治疗偏侧面肌痉挛的效果及复发后两种剂量的治疗作用。

方法：159 例患者平均年龄（56.4±12.6）岁，病程 0.5～20 年。首次注射剂量每点 2.5U，平均每位患者（28±10）U。复发后分 2.5U 和 5U 两种剂量组。

结果：首次注射后 154 例全部缓解，完全缓解率达 84%，药效持续时间（19±6）周。复发后 5U 治疗组药效持续时间较 2.5U 组长。多次注射后症状缓解时间未缩短。副反应轻微短暂。

结论：A 型肉毒毒素治疗偏侧面肌痉挛作用肯定，复发后不同剂量均有效。

关键词：偏侧面肌痉挛；A 型肉毒毒素

The Research of Botulinum Toxin A in the Treatment
of Hemifacial Spasm and the Dosage of Reinjection

Objective：The present study was carried out on the effect of botulinum toxin A treatment of hemifacil spasm and that of the two dosages in repetitive injection.

Methods：One hundred and fifty-nine patients aged（56.4±12.6）years had been suffering for 0.5～20 years from hemifacial spasm. Each position was injected 2.5U toxin A, and every patient received an average of（28±10）U. The recrudescence patients received two doses of toxin A, 2.5U and 5U.

Results：In all cases hemifacial spasm was abolished or markedly reduced. A total of 84% of patients had entirely improvement. Average duration of improvement lasted about （19 ± 6） weeks after the initial treatment. The duration of improvement lasted longer in the 5U group than that in the 2. 5U group. There was no change in the duration of effect over time with repeated treatments. Local side effects were mild and transient.

Conclusion：Botulinum toxin A is an effective remedy for hemifacial spasm. Its effect does not diminish with repeated injections.

Key words：hemifacial spasm；botulinum toxin A

偏侧面肌痉挛是最常见的局限性肌张力障碍,A 型肉毒毒素局部注射治疗取得了良好的疗效。特别是国产 A 型肉毒毒素的问世,使更多的患者得到了治疗。但目前对 A 型肉毒毒素的治疗剂量,特别是复发的治疗剂量,尚无统一意见,为此我们观察了不同剂量的治疗作用。

一、资料和方法

（一） 对象

1997 年 2 月至 1999 年 3 月治疗面肌痉挛 159 例,其中男 50 例,女 109 例;年龄 23 ~ 78 岁,平均年龄(56. 4 ± 12. 6)岁,病程 6 个月 ~ 20 年。随访观察 0. 5 ~ 2. 5 年。均为药物、针灸、理疗等治疗无效者,其中 19 例为神经干阻滞、微血管减压术后复发者。其中接受 A 型肉毒毒素治疗 2 次 72 例,3 次 67 例,4 次 29 例。

（二） 方法

治疗前后按面肌痉挛强度分级。0 级：无痉挛；1 级：外部刺激引起轻度痉挛；2 级：轻度,可见颤动,无功能障碍；3 级：中度,痉挛明显,有轻微功能障碍；4 级：重度,严重痉挛和功能障碍,影响工作和生活。注射后第 1 个月每周随访 1 次,以后每月 1 次。使用兰州生物制品研究所研制的注射用 A 型肉毒毒素(为冷冻干燥结晶品,每瓶 55 ~ 110U,置于低温冰箱保存,使用时用生理盐水稀释至所需浓度)。根据病情于眼轮匝肌及面肌进行多点注射。常规选患侧上下睑的中内 1/3、中外 1/3 处及外眦部颞侧眼轮匝肌共 5 点,注射点距睑缘 3mm。此外面部中、下及颊部肌肉多点注射。首次治疗每个注射点注射量为

0.1mL,含 A 型肉毒毒素 2.5U,有残存痉挛者 2 周后可追加注射。复发者可重复注射,随机选择接受不同剂量治疗的复发患者,分别为 5U和 2.5U,治疗时注射点与首次注射时相同。

（三） 疗效判定标准

治疗后痉挛强度由 2 ~ 4 级降为 0 级者为完全缓解,由 2 ~ 4 级降为 1 ~ 2 级者为明显缓解,由 4 级降为 3 级者为部分缓解。

二、结果

面肌痉挛患者首次治疗时,每位患者平均接受 A 型肉毒毒素(28 ± 10)U,159 例患者均有不同程度缓解,其中完全缓解率达 84%(129/154),药效持续时间(19 ± 6)周。复发患者中采用两种剂量注射后,也全部缓解。5U 治疗组症状缓解的持续时间均较 2.5U 治疗组长,有统计学意义($P < 0.01$),见表 1。多次注射后疗效并未出现减弱。患者于注射 A 型肉毒毒素治疗后 2 小时 ~ 3 天开始改善,大多在 24 小时后开始减轻,2 ~ 10 天治疗作用达高峰。

表 1   复发后不同剂量治疗组症状缓解时间(周)

治疗剂量	第 2 次(*n*)	第 3 次(*n*)	第 4 次(*n*)
2.5U	17 ± 4(38)	18 ± 5(27)	18 ± 3(17)
5U	21 ± 3(35)*	23 ± 4(30)**	22 ± 5(12)*

注:与 2.5U 治疗组比,*$P < 0.05$,**$P < 0.01$

159 例均无全身副反应,能继续参加日常工作。出现泪液增多、一过性视物模糊 18 例,眼睑下垂 7 例,眼睑闭合不全 26 例,面肌无力或原有面瘫加重 18 例。这些副反应轻微,持续时间短,在 2 ~ 9 周内可完全恢复。暴露性角膜炎 1 例,经抗感染等治疗后治愈。复发后治疗的两组之间副反应无明显差异。

三、讨论

A 型肉毒毒素是厌氧梭状芽孢杆菌属肉毒杆菌产生的一种嗜神经毒素,分子量约为 150kD,由一重链和一轻链组成。重链具有与周围胆

37

碱能神经高度选择性的结合位点,使该毒素进入突触,轻链具有神经元内作用,阻断乙酰胆碱的钙离子介导性释放,注射后在局部肌肉弥散,迅速与神经肌接头的胆碱能突触前受体结合,引起较持久的肌肉松弛作用,从而缓解肌肉痉挛[1]。但随着新的神经末梢的发芽和运动终板处的功能连接,神经传导和肌肉活动逐步恢复。A 型肉毒毒素治疗面肌痉挛的疗效已得到肯定,其作用机制决定了它对痉挛的抑制作用是暂时的。大多数患者需要多次注射治疗,因此对治疗剂量的探讨也非常有必要。

本组结果提示,A 型肉毒毒素治疗面肌痉挛疗效确切。首次治疗后平均缓解持续时间在 18 周左右,这与国内及国外其他作者的报告结果相近[2~5],他们的缓解率为 90% 左右,持续时间在 20 周左右。

对复发患者是否应加大剂量,尚无统一意见。加拿大的一组多中心研究报告发现,130 例偏侧面肌痉挛、235 例眼睑痉挛治疗后,仅 2% 的面肌痉挛患者、11% 的眼睑痉挛患者须加大剂量才能控制症状[6],但国内无类似报告,为此我们观察了两种剂量治疗复发患者的结果。我们对资料完整的 73 例复发患者采用不同剂量注射治疗后,其症状均有缓解。5U 治疗组症状缓解的持续时间均较 2.5U 治疗组长,有统计学意义($P < 0.01 \sim 0.05$),但两组均有较好的疗效,平均持续时间在 18 周以上,不低于首次注射的效果。两组的副反应无明显差异。此外,从我们的结果看,两种剂量多次注射后其疗效都未出现减弱。有人认为重复注射后由于抗体的产生或其他原因会使疗效减弱或消失,但发生率较低。Mauriello 等[7]对 50 例接受肉毒毒素治疗患者进行了 7 年的随访,其中 52% 的患者仍在接受肉毒毒素治疗,并维持疗效;有 3 例患者分别在治疗 6、4、3 次后症状缓解而无须治疗。

我们的结果表明:对复发患者加大剂量后尽管疗效的持续时间有所延长,副反应也未增加,但原剂量仍有较好的疗效。因此在临床治疗中可根据患者的病情来选取合适的注射剂量。

参考文献

［1］Schantz EJ, Jonsos EA. Properties and Use of Botulinum Toxin and Other Microbial Neurotoxins in Medicine［J］. *Microbiol Rev*, 1992, 56:80 – 82.

［2］戴壮,卢炜,吴晓,等. A 型肉毒杆菌毒素治疗眼睑及面肌痉挛的临床研究［J］. 中华眼科杂志,1993,29(3):144 – 145.

［3］Chen RS, Lu CS, Tsai CH. Botulinum Toxin A Injection in the Treatment of Hemifacial Spasm［J］. *Acta Neurol Scand*, 1996, 94(3): 207 – 211.

［4］汤晓芙,万新华. A 型肉毒毒素治疗局限性肌张力障碍与面肌痉挛［J］. 中华神经科杂志,1996,29(2):111 – 114.

［5］Laskawi R, Ellies M, Drobik C, et al. Botulinum Toxin Treatment in Patients with Hemifacial Spasm ［J］. *Eur Arch Otorhinolaryngol*, 1994, 251(5):271 – 274.

［6］Taylor JD, Kraft SP, Kazdan MS, et al. Treatment of Blepharospasm and Hemifacial Spasm with Botulinum Toxin A: a Canadian Multicentre Study［J］. *Can J Ophthalmol*, 1991,26(3):133 – 138.

［7］Mauriello JA, Aljian J. Natural History of Treatment of Facial Dyskinesias with Botulinum Toxin: a Study of 50 Consecutive Patients Over Seven Years［J］. *Br J Ophthalmol*, 1991, 75(1): 737 – 739.

(刘春风,罗蔚锋,温仲民,吴秋义,包仕尧)

(本文原载于《江苏医药杂志》2000 年第 26 卷第 5 期)

肌电引导下 A 型肉毒毒素治疗
痉挛性斜颈临床分析

痉挛性斜颈(spasmodic torticollis, ST)是由颈肌阵发性的不自主收缩引起的头向一侧扭转或阵发性倾斜。颈部的深浅肌肉均可受累,但以胸锁乳突肌、斜方肌及头夹肌的收缩最易出现症状,常伴有局部疼痛。我科自 1999 年 6 月开始采用肌电引导下 A 型肉毒毒素治疗 ST 11例,疗效显著,报道如下。

一、对象与方法

(一) 对象

11 例 ST 患者,男 8 例,女 3 例,年龄 29~62 岁,平均(44±12)岁。病程 3~60 个月,平均(16.09±10.12)个月。6 例伴有颈肌疼痛,2 例并有阶段性的肌张力障碍,1 例并有全身性的肌张力障碍。全部患者曾接受多种药物治疗,其中 1 例曾行胸锁乳突肌部分切断手术。2 例行非肌电引导经验注射 A 型肉毒毒素治疗。

(二) 方法

药物采用兰州生物制品研究所研制的注射用 A 型肉毒毒素,为冻干结晶毒素,每安瓿 55~100U,置于低温冰箱(−20℃~−5℃)保存,使用时即时用注射用水稀释成所需浓度 40~50U/mL。

1. 注射方法

在肌电图(electromyography, EMG)监视下,用兼具记录电极和注射功能的特殊单极同心针进行治疗或追加注射。注射肌肉包括胸锁乳突肌、头夹肌、斜方肌、斜角肌、肩胛提肌等。注射剂量依据痉挛肌肉的大小、数量、痉挛程度、EMG 所示肌电表现而定,每块肌肉注射剂量不大于 100U,每次治疗注射剂量不大于 360U,间隔 3 个月以上,可重复注射。

2. 疗效评价和随访

治疗前后评定痉挛程度,并行有关的电生理检查及摄像记录,注射后第 1 周、第 2 周、第 1 个月、第 2 个月、第 3 个月、半年复诊检查、评价记录。痉挛程度评分采用 Tsui 量表,疗效按 $\Delta T / T$(治疗前)之百分比评价($\Delta T = T_{治疗前} - T_{治疗后}$):基本缓解 > 85% ,明显缓解 51% ~ 85% ,部分缓解 26% ~ 50% ,无效 < 25% 。采用配对 t 检验进行统计学处理。

二、结果

(一)疗效

本组 11 例患者 A 型肉毒毒素的注射剂量为(265 ± 51)U,Tsui 评分治疗前(16.64 ± 2.03),治疗后(3.82 ± 1.62), $t = 12.72$, $P < 0.001$,疗效持续时间(18.81 ± 4.17)周,基本缓解 3 例(27%),明显缓解 7 例(64%),部分缓解 1 例(9%)。

(二)副作用

未发现全身 A 型肉毒毒素中毒及过敏反应,2 例出现颈肌无力,3 例出现注射部位肌肉疼痛。

三、讨论

至今大多数痉挛性斜颈患者病因不明,只能采取对症治疗。A 型肉毒毒素具有阻滞周围神经-肌肉接头的突触前膜乙酰胆碱的释放,减弱肌肉收缩的作用。非肌电引导下 A 型肉毒毒素局部注射治疗痉挛性斜颈已有报道,其疗效较面肌痉挛、眼睑痉挛相对较低。究其原因,主要是与受累肌肉定位和精确肌肉注射有关。因为临床上相似的痉挛性斜颈类型可以是不同肌肉与其拮抗肌收缩组合的结果,某些颈肌位置较深,难以直接观察或触及。头颈部异常位置影响定位和注射,多数病例 EMG 异常发现远比临床所见广泛和复杂。

肌电图检查可以鉴别正常肌和痉挛肌,确保 A 型肉毒毒素注入痉挛肌肉。本组 11 例ST 患者采用肌电引导下 A 型肉毒毒素局部注射治疗,Tsui 量表评分由治疗前的(16.64 ± 2.03)降低至治疗后的($3.82 \pm$

1.62）（$P < 0.01$），基本缓解率 27%，明显缓解率 64%，部分缓解率9%，有效率 91%。较既往非肌电引导下凭经验 A 型肉毒毒素局部注射治疗痉挛性斜颈疗效增加。

本组治疗患者中没有发现吞咽困难，2 例出现颈肌无力，发生率18%，较非肌电引导下 A 型肉毒毒素局部注射治疗痉挛性斜颈的发生率低，3 例局部疼痛。颈肌无力、局部疼痛在 3 ~ 5 周内可自行好转，无须特殊处理。

（罗蔚锋，刘春风，包仕尧，吴雪良，赵合庆）

（本文原载于《江苏医药》2002 年第 28 卷第 5 期）

不同稀释度 A 型肉毒毒素治疗
痉挛性斜颈的疗效观察

目的： 观察不同稀释度 A 型肉毒毒素（BTX-A）治疗痉挛性斜颈（ST）的疗效。

方法： 27 例患者随机分为 A（14 例）、B（13 例）两组，分别采用 12.5U/mL 和 50U/mL 稀释度 BTX-A 注射治疗。

结果： A 组患者 BTX-A 平均用量（150±35.74）U，有效率 92.86%（13/14），药效持续时间（18.72±4.56）周。B 组患者 BTX-A 平均用量（270±56.74）U，有效率 84.62%（11/13），药效持续时间（19.05±5.12）周。A 组患者 BTX-A 平均用量显著低于 B 组（$P<0.001$），有效率和药效持续时间两组无显著性差异（均 $P>0.05$）。

结论： 使用 12.5U/mL 稀释度 BTX-A 注射治疗 ST 与 50U/mL 疗效相似，但可显著减少 BTX-A 用量。

关键词： A 型肉毒毒素；痉挛性斜颈

中图分类号： R742.8

文献标识码： A

文章编号： 1004-1648（2004）06-0463-02

局部注射 A 型肉毒毒素（BTX-A）治疗痉挛性斜颈（ST）疗效显著。为寻找较佳的 BTX-A 稀释度应用于临床，本研究采用不同稀释度的 BTX-A 治疗 ST，并进行对比性观察。现将结果报告如下。

一、对象与方法

（一） 对象

27 例 ST 患者均为我院 1999 年 6 月至 2003 年 6 月间的神经内科门诊及住院患者，依据《临床神经病学》[1] 第 1 版所提出的诊断标准确诊。将其随机分为两组：

A 组:14 例,男 6 例,女 8 例;年龄 14 ~ 63 岁,平均年龄(41.5 ± 14.2)岁;病程 1 ~ 26 个月,平均(6.5 ± 7.86)个月。其中 8 例伴颈肌疼痛,1 例伴全身性的肌张力障碍。

B 组:13 例,男 6 例,女 7 例;年龄 19 ~ 62 岁,平均年龄(39 ± 12.8)岁;病程 1.5 ~ 60 个月,平均(6.0 ± 15.6)个月。7 例伴颈肌疼痛,2 例伴全身性的肌张力障碍。患者均曾接受多种药物治疗,其中 1 例曾行胸锁乳突肌部分切断手术。

两组患者 Tsui 量表痉挛程度评分分别为(19 ± 2.4)分及(18 ± 2.7)分。

（二）方法

1. 注射方法

采用兰州生物制品研究所研制的注射用 BTX-A 冻干结晶(每安瓿 55U 或 110U,置于低温冰箱 - 20℃ ~ - 5℃保存),使用时用注射用水分别稀释成 12.5U/mL(A 组)或 50U/mL(B 组)。在肌电图(EMG)监视下,用兼具记录电极和注射功能的特殊单极同心针注射相应位点,包括胸锁乳突肌、头夹肌、斜方肌、斜角肌、肩胛提肌等。根据患者受累肌肉的痉挛紧张程度、肌肉大小、EMG 波幅、频率及声音决定注射位点和点数,给予一次性多点肌肉注射治疗,每点注射 0.3 ~ 0.5mL。

2. 疗效评价

采用 Tsui 量表,分别于治疗前及治疗后第 1、2 周和第 1、2、3、6 个月评定痉挛程度。

疗效评价为:(治疗前评分 - 治疗后评分)/治疗前评分 × 100%。

基本缓解:> 85%;明显缓解:51% ~ 85%;部分缓解:26% ~ 50%;无效:< 25%。

3. 统计学方法

采用 SPSS 10.0 软件,数据以均数 ± 标准差($\bar{x} \pm s$)表示,组间比较采用 One-way ANOVA、Crosstab 检验。

二、结果

（一）疗效

A 组患者 BTX-A 用量为（150 ± 35.74）U，注射点数（24 ± 5.46）个，药效持续时间（18.72 ± 4.56）周，有效率 92.86%（13/14）；B 组 BTX-A 用量为（270 ± 56.74）U，注射点数（12 ± 2.63）个，药效持续时间（19.05 ± 5.12）周，有效率 84.62%（11/13）。与 A 组相比，B 组平均注射点数少，但 BTX-A 用量多，差异有显著性（均 $P < 0.001$），但两组间药效持续时间及有效率比较无明显差异。见表 1。

表 1　两组 BTX-A 治疗及疗效比较（$\bar{x} \pm s$，例，%）

组别	例数	注射点数	BTX-A 用量（U）	疗效			有效率	疗效持续时间（周）
				基本缓解	明显缓解	部分缓解		
A	14	24 ± 5.46	150 ± 35.74	6(42.86)	7(50.00)	1(7.14)	92.86	18.72 ± 4.56
B	13	12 ± 2.63*	270 ± 56.74*	4(30.77)	7(53.85)	2(15.39)	84.62	19.05 ± 5.12

注：与 A 组相比，*$P < 0.001$。

（二）不良反应

A 组中 4 例出现颈肌无力，5 例出现注射部位肌肉疼痛。B 组中 3 例出现颈肌无力，4 例出现注射部位肌肉疼痛。未经特殊处理，3 ~ 5 周均自行缓解。

三、讨论

BTX-A 是一种嗜神经毒素，相对分子质量约为 150×10^3，是由 19 种氨基酸组成的单一蛋白质，包含一重链和一轻链。重链具有与周围胆碱能神经高度选择性的结合位点，使该毒素进入突触；轻链具有阻断乙酰胆碱的钙离子介导性释放，注射后在局部肌肉弥散，迅速与神经肌肉接头的胆碱能突触前受体结合，引起较长时间的肌肉松弛作用，从而缓解肌肉痉挛[2]。国内外采用 BTX-A 治疗面肌痉挛已有很多年的历史，虽然采用的稀释度不同，但疗效均较好，国外报道显效率为 70% ~ 90%，国内为 78% ~ 93%，有效率为 97.3% ~ 98.1%[3~5]。

本研究在 EMG 引导下局部肌肉注射 BTX-A 治疗 ST。EMG 引导可以确保 BTX-A 注入痉挛肌肉[6]。结果使用 12.5U/mL 稀释度的 A 组有效率（92.86%）与使用 50U/mL 稀释度的 B 组有效率（84.62%）相比无显著性差异（$P > 0.05$），与 Dubinski 等[6~9]的报道相似，且均较既往非肌电引导下凭经验局部 BTX-A 注射疗效提高。A、B 两组分别仅有 4 例和 3 例出现颈肌无力，5 例和 4 例出现注射部位肌肉疼痛，3 ~ 5 周内均自行好转。

不同稀释度对 BTX-A 效力有明显影响。Kim 等[10]的报道以 16 只新西兰白兔为研究对象，分为两组，分别对两组中每只兔子的腓肠肌局部注射 BTX-A 10U/0.1mL 和 10U/0.5mL。注射后第 1、4 周，低浓度组腓肠肌混合动作电位较高浓度组显著性降低。本研究结果提示，与 50U/mL 稀释度相比，使用 12.5U/mL 稀释度的 BTX-A 注射治疗 ST 更能发挥药物的肌肉松弛作用，并可显著减少用药量。这可能与注射位点数的增多，使 BTX-A 在较短的时间内与神经肌肉接头的胆碱能突触前受体结合，发挥作用有关。

参考文献

[1] 黄如训,梁秀龄,刘焯霖.临床神经病学[M].北京:人民卫生出版社,1996:368 – 369.

[2] Schantz EJ, Jonsos EA. Properties and Use of Botulinum Toxin and other Microbial Nouro Toxins in Medicine[J]. *Microbiol Rev*, 1992, 56(1):80 – 99.

[3] 焦晓东,王清芝,许建华,等. A 型肉毒毒素治疗面肌痉挛 60 例的疗效观察[J]. 临床神经病学杂志,2001,14(3):183 – 185.

[4] 刘春风,罗蔚锋,温仲民,等. A 型肉毒毒素治疗偏侧面肌痉挛及重复治疗的剂量探讨[J]. 江苏医药,2000,26(5): 353 – 354.

[5] 杨中良,郑锦志,黄鉴政. A 型肉毒毒素治疗面肌痉挛 86 例[J]. 中华神经科杂志, 2004,37(2):192.

[6] 胡兴越,邵宇权,王谨,等.肌电引导局部注射 A 型肉毒素治疗颈部肌张力障碍交叉对照研究[J]. 临床神经病学杂志,1999,12(4):236.

［7］Dubinski RM, Gray CS, Overfield BV. Electromyographic Guidance of Botulinum Toxin Treatment in Cervical Dystonia［J］. *Clin Neuropharmacol*, 1991, 14(3):262 – 267.

［8］Comella CL, Buchman AS, Tanner CM. Botulinum Toxin Injection for Spasmodic Torticolis: Increased Magnitude of Benefit with Electromyographic Assistance［J］. *Neurology*, 1992, 42(4): 878 – 882.

［9］付耀高. A 型肉毒毒素治疗痉挛性斜颈 10 例报告［J］. 中国神经精神疾病杂志,2001, 27(3):226.

［10］Kim HS, Hwang JH, Jeong ST, et al. Effect of Muscle Activity and Botulinum Toxin Dilution Volume on Muscle Paralysis［J］. *Dev Med Child Neurol*, 2003, 45(3): 200 – 206.

（罗蔚锋,刘春风,包仕尧,戴永萍,赵合庆）

（本文原载于《临床神经病学杂志》2004 年第 17 卷第 6 期）

长期重复应用 A 型肉毒毒素治疗面肌痉挛
对面神经传导速度及 CMAP 的影响

目的：探讨长期重复应用 A 型肉毒毒素治疗面肌痉挛(hemifacial spasm, HFS)对面神经电生理功能的影响。

方法：将 44 例 HFS 患者分别依据病程及接受肉毒毒素治疗的次数分为 3 组——早期组(16 例)、长期未治疗组(10 例)、长期重复治疗组(18 例)，并测量患者双侧面神经传导速度及复合肌肉动作电位波幅。

结果：长期重复治疗组面神经的 CMAP 波幅患侧较健侧显著降低，其余 2 组复合肌肉动作电位(Compound muscle action potential, CMAP)波幅及 3 组患者潜伏期患健侧自身对比均无显著性差异。

结论：长期 A 型肉毒毒素局部注射治疗 HFS 安全、疗效显著，且降低治疗侧的 CMAP 波幅对面神经传导速度无明显影响。

关键词：面肌痉挛；A 型肉毒毒素；神经传导速度；复合肌肉动作电位

中图分类号：R745.1 +2

文献标识码：A

文章编号：1007-0478(2007)02-0105-03

The Influence of Long-term Repeat BTX-A Injection
on the Latency and Amplitude of Facial Nerve

Objective：To investigate the influence of long-term repeat BTX-A injection on facial nerve.

Methods：44 patients with hemifacial spasm were divided into three groups based on the course of the disease and the times patient received BTX-A injection：short term group, long-term repeat BTX-A injection group and long-term without BTX-A injection group. The examinations of the latency and amplitude of facial nerve were determined with EMG before this BTX-A injection to investigate the function of facial nerve.

Results：There was significant difference of the amplitude between healthy and affected side of long-term repeat BTX injection. In HFS patients, there was no significant difference of the amplitude and the latency between healthy and affected side of short-term HFS patients and long-term without BTX-A injection patients.

Conclusions：Long term administration of BTX-A injection can obviously alleviate HFS with well to leration and puny influence on the function of facial nerve.

Key words：hemifacial spasm；botulinum toxin A；distal motor latency；compound muscle action potential

1985 年,Mauriello、Carruthers 等首先应用 A 型肉毒毒素治疗面肌痉挛(hemifacial spasm,HFS)取得了显著疗效,故逐渐成为 HFS 首选的治疗方法[1~3]。由于需要反复注射,A 型肉毒毒素的长期疗效及安全性越来越受到关注,本研究的目的是通过观察长期接受 A 型肉毒毒素治疗患者面神经电生理的变化,为肉毒毒素的安全性提供客观依据。

一、材料与方法

(一) 一般资料

选择本院神经内科 1996 年 12 月至 2006 年 2 月门诊就诊的面肌痉挛患者 44 例,均为单侧发病,诊断标准参考《实用神经病学》[4],其中男 17 例,女 27 例,年龄 28 岁~83 岁,平均年龄(51.12±12.90)岁,病程 2 个月~20 余年,平均病程(5.06±4.18)年,左侧 24 例,右侧 20 例,均无明确病因,且均尝试过药物、针灸、理疗等一种或多种方法治疗,后因效果不佳而放弃。

(二) 分组

依据病程及接受 A 型肉毒毒素治疗的次数将患者分为 3 组:早期组(病程小于 1 年且未接受过 A 型肉毒毒素治疗),长期未治疗组(病程在 2 年以上且未接受过 A 型肉毒毒素治疗),长期重复治疗组(病程在 2 年以上,接受过 4 次及 4 次以上 A 型肉毒毒素治疗,每次治疗间隔均超过 6 个月)。各组年龄、男女比例及左右侧分布均无明显差异,见表 1。

表 1　各组患者的一般资料

组　别	例数	男/女	年龄(岁)	患侧(左/右)	病程(年)	接受治疗次数
早期组	16	6/10	48.75 ± 10.11	9/7	< 1.00	0
长期未治疗组	10	4/6	50.10 ± 17.30	5/5	5.08 ± 2.28	0
长期重复治疗组	18	7/11	52.39 ± 13.03	10/8	8.21 ± 4.12	8.18 ± 5.08

(三) 面神经传导速度及复合肌肉动作电位(CMAP)的检查方法

所有患者均于本次接受治疗前测量双侧面神经额支的潜伏期及 CMAP 的波幅,采用 Keypoint 肌电诱发电位仪(丹麦 DAN TEC 公司,2002 年产)测试,用标准皮肤表面电极,刺激电极置于茎突凹窝,记录电极置于眼轮匝肌下表面,参考电极置于外眦外缘 1cm 外,接地电极置于手腕,面神经传导速度分析时间 50ms,带通 2～10Hz,刺激时间 0.1ms,强度以引出稳定的反应波形为准,一般为 15～25mA,潜伏期为从刺激伪迹到诱发反应的初始偏转,测量峰-峰值作为 CMAP 的波幅。

(四) 统计学处理

电生理计量资料以 $(\bar{x} \pm s)$ 表示,采用 SPSS 13.0 软件,用 t 检验分析各组 HFS 患者健侧与患侧面神经传导速度及 CMAP 波幅的差异,$P < 0.05$ 为有显著性意义。

二、结果

早期组和长期未治疗组 HFS 患者面神经诱发肌电图的 CMAP 波幅及潜伏期患健侧比较均无明显差异;长期重复治疗组患者患侧 CMAP 波幅较健侧有显著降低($P < 0.05$),潜伏期与健侧比较无显著性差异,见表 2。

表2　3组 HFS 患者本次治疗前肌电图比较($\bar{x} \pm s$)

组别	例数	CMAP 振幅（mV）		末端潜伏期（ms）	
		患侧	健侧	患侧	健侧
早期组	16	1.50 ± 0.36	1.59 ± 0.42	$3.02 \pm 0.42^{\#}$	2.98 ± 0.46
长期未治疗组	10	1.51 ± 0.64	1.52 ± 0.52	$3.28 \pm 0.41^{\#}$	2.91 ± 0.57
长期重复治疗组	18	$1.17 \pm 0.40^{*}$	1.48 ± 0.44	$3.26 \pm 0.55^{\#}$	3.05 ± 0.46

注：与健侧比较，$^{*}P < 0.05$，$^{\#}P > 0.05$。

三、讨论

HFS 是一种好发于 40～50 岁，女性略为多见的外周性肌张力障碍性疾病，发病率约为 1/10000，临床以一侧面神经支配肌群渐进性、不随意、阵发的强直或阵挛性收缩为特征，常始于下眼轮匝肌，渐波及其他面肌[5]。本病大多是由于面神经在出脑干处（root exit zone，REZ）受到异常解剖或病理结构的压迫，局部脱髓鞘造成短路，形成"伪突触"，邻近神经纤维电流在通过该处时激发异位兴奋而引起的面肌痉挛。此外，面神经周围性损害也可逆向引起面神经元的改变，在结构重造过程中核性兴奋灶的形成，导致面神经核发生难以抑制的兴奋，从而对面肌痉挛起到了"点燃"作用[5,6]。邻近动脉因粥样硬化而扩张是最常见的压迫原因，其他产生压迫的原因包括动静脉畸形、动脉瘤、位于同侧小脑脑桥角的各种类型颅内肿瘤及颅骨畸形等[6]。

A 型肉毒毒素是一种作用于神经肌肉接头处运动神经末梢的锌肽内切酶，通过特异性切割位于突触前膜上的 SNAP-25（一种介导囊泡与突触前膜的锚定、融合的必需蛋白），抑制神经末梢乙酰胆碱（ACh）的释放，从而引起肌肉松弛，发挥治疗作用[7]。A 型肉毒毒素用于 HFS 的治疗已有 20 多年的历史，它的疗效及安全性早已得到肯定[8,9]，但缺乏客观依据，本研究旨在通过观察长期接受 A 型肉毒毒素治疗患者面神经电生理的变化，为其安全性提供客观依据。

末端运动潜伏期（distal motor latency）即从刺激到 CMAP 波起始点的时间，它包括以下成分：从刺激点到神经末梢的传导时间；从末梢到运动终板的神经肌肉传递时间；产生肌肉动作电位所需的时间，即在肌纤维上的传播时间,它可以评价传导最快的运动纤维从刺激点直到所支配肌肉间的传导功能。CMAP 波幅反映所测神经纤维的数量和同步兴奋的程度,它与兴奋肌纤维的数量成正比,通过 CMAP 波幅的大小可以基本评价执行功能的神经和肌肉的总量。这两种指标是评价神经传导和兴奋功能最敏感及最稳定的指标[10]。

无论 HFS 的确切病变部位是位于面神经根出脑干处还是面神经核内,均未累及面神经颅外段。本研究中早期 HFS 患者、长期 HFS 患者患侧面神经的潜伏期及 CMAP 波幅均无明显差异,亦证明 HFS 患者颅外段面神经的传导及兴奋功能并无明显损害,与既往报道相同[11],即使长期患病也是如此。

肌注 A 型肉毒毒素后产生的神经肌肉接头传导阻滞是可逆的过程,即肌注后 3~5 天内,神经末梢就丧失分泌乙酰胆碱的能力,与此同时,神经开始通过芽生而重建神经肌肉接头,3~4 个月后随着神经肌肉接头功能的成熟,肌肉恢复收缩功能[12],在肌电图上表现为潜伏期的延长和 CMAP 波幅的显著降低[13]。此亦为可逆的过程,也随神经肌肉接头功能成熟而逐渐恢复正常,其中潜伏期 3~4 个月时恢复至正常水平,而 CMAP 则需要 6 个月或更久[14]。本研究通过监测长期接受肉毒毒素治疗患者 6 个月后的面神经潜伏期和 CMAP 波幅,长期接受肉毒毒素治疗患者的患健侧面神经的潜伏期无差异,说明长期重复使用 A 型肉毒毒素后面神经的传导功能仍能随时间的推移而恢复正常,并未对面神经的传导功能造成不可逆的损害,而 CMAP 波幅同健侧比较则显著降低,提示可兴奋的肌纤维数量明显减少,其原因可能有:残存的肉毒毒素的累积作用[14];SNAP-25 残片阻滞新生 SNAP-25 的插入[15]。临床上可解释重复治疗患者复发时痉挛程度较初诊时轻。

综上所述,肌注 A 型肉毒毒素对神经肌肉接头传导阻滞的作用是可逆的过程。长期重复应用未发现对面神经的传导功能造成不可逆的损害,其对 CMAP 波幅的影响可缓解复发时的痉挛强度,故 A 型肉毒毒素治疗 HFS 方便、快捷,并可长期重复使用。

参考文献

[1] Comella CL, Pullman SL. Botulinum Toxins in Neurological Disease[J]. *Muscle & Nerve*, 2004, 29(5): 628 – 644.

[2] 万新华,汤晓芙.肉毒毒素及其在神经科疾病的治疗应用[J].中华神经科杂志,1996,29(2):119 – 122.

[3] 周树平,汪冰霞,吕洋,等.A 型肉毒毒素在面肌痉挛中的临床应用[J].卒中与神经疾病,2002,9(1):61 – 63.

[4] 史玉泉.实用神经病学[M].2 版.上海:上海科学技术出版社,1994: 196 – 198.

[5] Wang A, Jankovic J. Hemifacial Spasm: Clinical Findings and Treatment[J]. *Muscle & Nerve*, 1998, 21(12): 1740 – 1747.

[6] Nestor Galvez-Jimenez, Maurice R Hanson, Mehul Desai. Unusual Causes of Hemifacial Spasm[J]. *Seminars in Neurology*, 2001, 21(1):75 – 83.

[7] 朱力,王恒樑,黄留玉.肉毒毒素研究进展[J].生物技术通讯,2005,6(2):186 – 190.

[8] Jitpimolmard S, Tiamkao S, Laopaiboon M. Longterm Results of Botulinum Toxin Type A in the Treatment of Hemifacial Spasm: a Report of 175 Cases[J]. *Journal of Neurology Neurosurgery & Psychiatry*, 1998, 64(6):751 – 757.

[9] 刘春风,罗蔚锋,温仲民,等.A 型肉毒毒素治疗偏侧面肌痉挛及重复治疗的剂量探讨[J].江苏医药,2000,26(5):353 – 354.

[10] 卢祖能,曾庆杏,李承晏,等.实用肌电图学[M].北京:人民卫生出版社,2000: 265 – 273.

[11] 刘好义,李娜,田成林,等.A 型肉毒毒素治疗 118 例面肌痉挛的疗效观察[J].中华神经科杂志,1998,31(4):207 – 209.

[12] 蔡华英,胡兴越,蒋红.A 型肉毒毒素肌注后神经芽生的实验研究[J].中华物理医学与康复杂志,2006,28(2):98 – 101.

[13] Lorenzano C, Bagnato S, Gilio F, et al. No Clinical or Neurophysiological Evidence of Botulinum Toxin Diffusion to Non-Injected Mus-

cles in Patients with Hemifacial Spasm[J]. *Neurotoxicity Research*, 2006, 9(2/3):141 – 144.

[14] Ma J, Elsaidi GA, Smith TL, et al. Time Course of Recovery of Juvenile Skeletal Muscle after Botulinum Toxin A Injection: An Animal Model Study[J]. *Am J Phys Med Rehabil*, 2004, 83(10): 774 – 780.

[15] Eleopra R, Tugnoli V, Rossetto O, et al. Different Time Courses of Recovery after Poisoning with Botulinum Neurotoxin Serotypes A and E in Humans[J]. *Neuroscience Letters*, 1998, 256(3): 135 – 138.

(韩旺,秦晓凌,罗蔚锋,刘春风)

(本文原载于《卒中与神经疾病》2007 年第 14 卷第 2 期)

A型肉毒毒素治疗难治性三叉神经痛临床观察

目的：评价 A 型肉毒毒素（BTX-A）治疗难治性三叉神经痛的疗效。

方法：选取难治性三叉神经痛患者 6 例,其中原发性 5 例,继发性 1 例。采用视觉模拟评分（VAS）于局部多点注射 BTX-A,于治疗前及治疗后 2 周、2 个月和 6 个月时进行疼痛测评。

结果：VAS 评分:BTX-A 治疗前为（8.86±0.75）分;BTX-A 注射后 2 周和 2 个月分别降至（1.00±1.26）分和（2.00±2.45）分,与治疗前比,差异均有统计学意义（$P < 0.05$）;6 个月时为（5.33±2.16）分,与治疗前比,差异仍有统计学意义（$P < 0.05$）。6 例患者均无明显并发症出现。

结论：BTX-A 注射治疗难治性三叉神经痛是一种安全有效的新疗法。

关键词：三叉神经痛;A 型肉毒毒素;治疗

A Study of Botulinum Toxin A Treatment of
Intractable Trigeminal Neuralgia

Aim：To investigate the effects of local injections of botulinum toxin type A（BTX-A）on patients with intractable trigeminal neuralgia.

Methods：Six patients were treated with BTX-A. Five patients diagnosis were idiopathic trigeminal neuralgia, and only one was secondary. Visual analog scores（VAS）was utilized to measure the degree of the pain. VAS were measured at 2 weeks, 2 months and 6 months after the treatment.

Results：The VAS were 8.86±0.75 before the BTX-A treatment. The scores were（1.00±1.26）（$P < 0.05$）and（2.00±2.45）（$P < 0.05$）at 2 weeks and 2 months after the treatment, respectively. After 6 months VAS was （5.33±2.16）（$P < 0.05$）, there was significant statistical difference compared with the VAS before the treatment. No severe side effects were observed in the six patients.

Conclusion：The study suggested that BTX-A may be an effective and novel means in the management of patients with trigeminal neuralgia.

Key words：trigeminal neuralgia；botulinum toxin type A；treatment

三叉神经痛(trigeminal neuralgia)又称痛性抽搐,是面部三叉神经分布区反复发作的阵发性剧痛,其特征为局限于三叉神经一支或多支面部分布区域的短暂性发作性尖锐撕裂样剧痛,分为原发性和继发性。目前的治疗方法包括口服药物如卡马西平、奥卡西平、苯酚或甘油封闭、射频电凝、微血管解压手术等,但仍有部分患者在接受各种方法治疗后未获得满意疗效[1,2]。A 型肉毒毒素(botulinum toxin type A, BTX-A)用于治疗局限性肌张力障碍等疾病已取得显著疗效。近年来,BTX-A 在疼痛方面的治疗作用也引起了人们的注意。Allam 等[3] 和 Turk 等[4] 相继报道,注射 BTX-A 可显著缓解三叉神经痛患者的痛苦。本文对 6 例三叉神经痛患者进行 BTX-A 局部多点注射治疗,取得显著疗效,报道如下。

一、临床资料

2008 年 8 月至 2010 年 8 月,6 例难治性三叉神经痛患者在苏州大学附属第二医院神经内科门诊就诊。其中男性 2 例,女性 4 例。年龄 31 ~ 78 岁,平均年龄(62.7 ± 16.5)岁。病程 1 ~ 10 年,平均病程(6.7 ± 4.5)年。6 例患者基本资料见表 1。治疗后随访时间为 7 个月至 2 年。

（一） 典型病例

病例 2(表 1)于 2006 年 5 月外院行右侧桥小脑角区皮样囊肿切除术,术后右眼裂、面颊、口角反复出现电击样痛,并可见痛性抽搐,每次持续数秒,给予卡马西平最大剂量达 $800mg \cdot d^{-1}$,疗效仍不理想。头部 MRI 检查显示右侧桥小脑角区占位术后改变,右侧面神经、听神经、双侧三叉神经起始段与小血管影关系密切。

表1　6例患者基本情况

Table 1　Clinical and Demographic Features of the 6 Patients with Trigeminal Neuraligia

病例 Patient	性别 Gender	年龄(岁) Agel(y)	起病时间 (年份) Onset (Years)	受累部位 Branch	病变性质 Character	曾用治 疗方法 Past Therapy	注射次数 Injection Times
1	女	78	2009	右 V2	原发	药物	2
2	男	31	2000	右 V2,V3	继发	手术	2
3	女	69	2002	右 V3	原发	药物	2
4	女	60	2000	右 V3	原发	药物	5
5	女	68	2009	右 V2,V3	原发	药物	1
6	男	70	2000	左 V1,V3	原发	手术、乙醇封闭	2

（二）BTX-A 治疗方法

采用兰州生物制品研究所研制的注射用 BTX-A（每安瓿 100U），使用时用 0.9% 氯化钠注射液稀释成浓度为 25～50U·mL⁻¹的溶液。根据患者在三叉神经分布区域疼痛症状最严重部位或扳机点进行多点注射。治疗剂量 25～108U，平均剂量为（52.02 ± 26.50）U，注射点为 9～30 个，平均为（17.17 ± 5.08）个。治疗后如果患者疼痛复发，可重复注射。

主要症状疼痛评分及疗效评定标准如下：

1. BTX-A 注射前,注射后 2 周、2 个月及 6 个月时进行疼痛视觉模拟评分（Visual Analog Scores, VAS）[5]：一面标有 10cm 刻度的直尺,0 端代表无痛,10 端代表难以忍受的疼痛。评分时,患者根据疼痛程度在直尺无刻度面指出相应位置,观察人员从背面读出相应的 VAS 值,0 分为无痛,1～3 分为轻度疼痛,4～6 分为中度疼痛,7～9 分为重度疼痛,10 分为最剧烈疼痛。

2. 疗效判定标准:根据三叉神经痛治疗后国际评价标准四级分类法[6]评定。治愈:疼痛程度好转达 100%,不服药,症状和体征完全消失,可正常工作和学习;显效:疼痛程度好转 >50%,少量服药后疼痛消失,症状和体征基本消失,对正常工作和学习影响不大,但劳累后有不适感;有效:治疗后缓解 50% 以上,减少药量维持无疼痛症状;无效:疼痛缓解 50% 以下或治疗前后无明显改变。

（三） 统计学方法

采用 SPSS 17.0 统计软件进行分析,所有计量资料采用$\bar{x} \pm s$表示, $P < 0.05$为差异有统计学意义,检验水准$\alpha = 0.05$。

二、结果

（一） VAS 评分结果

6 例患者治疗前 VAS 评分为(8.86 ± 0.75)分,BTX-A 治疗 2 周后疼痛显著缓解,VAS 评分降至(1.00 ± 1.26)分,与治疗前比较差异有统计学意义($P < 0.05$);治疗 2 个月后缓解仍明显,VAS 评分为(2.00 ± 2.45)分,与治疗前比较差异有统计学意义($P < 0.05$);6 个月后疗效仍存在,但效果显著减退,VAS 评分为(5.33 ± 2.16)分,与治疗前比较差异仍有统计学意义($P < 0.05$)(表2)。

（二） 国际评价标准四级分类法评价

治疗 2 周后:治愈 3/6 例(50.0%),显效 2/6 例(33.3%),有效 1/6 例(16.7%),无效 0/6 例(0),总有效率为 100%。治疗 2 个月后:治愈 3/6 例(50%),显效 2/6 例(33.3%),有效 0/6 例(0),无效 1/6 例(16.7%),总有效率为 83.3%。治疗 6 个月后:治愈 0/6 例(0),显效 2/6 例(33.3%),有效 2/6 例(33.3%),无效 2/6 例(33.3%),总有效率为 66.7%。见表 2。

表2 BTX-A 注射前后疼痛评分比较

Table 2 Pain Relief and the Effects before and after BTX-A Injection in the 6 Patients

病例 Patients	治疗前 VAS 评分 VAS Before the Treatment	治疗后 VAS 评分 VAS after Treatment			治疗后国际四分法标准 Four International Standards after Treatment		
		2 周 2 Weeks	2 个月 2 Months	6 个月 6 Months	2 周 2 Weeks	2 个月 2 Months	6 个月 6 Months
1	8	0	0	3	治愈	治愈	显效
2	9	3	3	8	显效	显效	无效
3	10	2	6	8	有效	无效	无效
4	8	0	0	4	治愈	治愈	有效

续表

病例 Patients	治疗前 VAS 评分 VAS Before the Treatment	治疗后 VAS 评分 VAS after Treatment			治疗后国际四分法标准 Four International Standards after Treatment		
		2 周 2 Weeks	2 个月 2 Months	6 个月 6 Months	2 周 2 Weeks	2 个月 2 Months	6 个月 6 Months
5	9	1	3	4	显效	显效	有效
6	9	0	0	4	治愈	治愈	显效
$\bar{x} \pm s$	8.86 ± 0.75	$1.00 \pm 1.26^*$	$2.00 \pm 2.45^*$	$5.33 \pm 2.16^*$	—	—	—
有效率 （%） Effective Rate（%）	—	—	—	—	100	83.3	66.7

注：与治疗前比较，$^*P < 0.05$。

Notes：Vs before the Treatment，$^*P < 0.05$.

（三）典型病例

病例 6,患者男性,70 岁,左侧三叉神经痛,累及左侧三叉神经第 1、3 支,病程 10 年。既往口服卡马西平、奥卡西平片,起初有一定疗效。在外院曾行无水乙醇封闭治疗及手术治疗各 2 次,疗效均不满意。发作时张口讲话、进食及睡眠均受影响,生活质量明显下降,VAS 评分达 9 分。给予 $33U \cdot mL^{-1}$ 的 BTX-A 100U,在三叉神经分布区域最痛部位进行注射,共 24 个注射点,注射过程中患者无不适,注射后无明显并发症出现。电话随访,注射后 10 天,疼痛完全缓解,VAS 评分降至 0 分。2 个月后疼痛仍部分缓解,面部稍有痛感,咀嚼及讲话时明显,未服药。70 天后疼痛有所加重,每次持续数秒,开始服用奥卡西平 $300mg \cdot d^{-1}$。6 个月后随访,面部仍有痛感,奥卡西平暂未加量,VAS 评分 4 分。

三、讨论

原发性三叉神经痛至今病因不明,部分患者可发现后颅窝异常小血管团压迫三叉神经根或延髓外侧,部分患者可能是由三叉神经脱髓鞘产生异位冲动或伪突触传递所致。三叉神经感觉根切断术活检发现神经节细胞消失,神经纤维脱髓鞘或髓鞘增厚,皱缩变细或消失。三叉神经元受累部位与其病因具有相关关系,通常动脉硬化、高血压病所引起的血供不足或因上呼吸道感染、扁桃体炎、上颌窦炎等炎症性疾病导致三叉神经第一级神经元受累;而脑干中的局部血液循环障碍,多引起脑干中的第二级神经元即三叉神经核受累;小部分患者则起因于间脑内第三级神经元的功能障碍。

BTX-A 是一种作用于神经肌肉接头处运动神经末梢的锌肽内切酶,其通过特异性切割位于突触前膜上的 SNAP-25(一种介导囊泡与突触前膜的定位、融合的必需蛋白),抑制神经末梢乙酰胆碱(ACh)的释放。BTX-A 在治疗局限性肌张力障碍等疾病方面已得到广泛应用,然而关于 BTX-A 治疗三叉神经痛的文献报道尚少见。

Ngeow 等[7]报道 1 例 65 岁老年女性采用药物、周围神经切除术及神经阻滞治疗三叉神经痛后,症状均未得到显著改善,BTX-A 注射后症状完全缓解达 5 个月,重复注射仍有效。

Piovesan 等[8]对 13 例原发性三叉神经痛患者注射 BTX-A 进行开放性研究,其中 9 例采用药物治疗,4 例接受手术治疗,治疗效果均不理想。作者按三叉神经分布区对患者治疗前后 VAS 评分及疼痛面积进行比较,治疗前 VAS 评分分别为(9.83 ± 0.41)分(V1)、(9.82 ± 0.40)分(V2)、(10.00 ± 0.00)分(V3);治疗 10 天后 VAS 评分为(5.83 ± 4.58)分(V1)、(5.64 ± 3.85)分(V2)、(3.78 ± 3.19)分(V3);治疗 60 天后 VAS 评分为(3.17 ± 3.49)分(V1)、(1.82 ± 2.56)分(V2)、(2.11 ± 2.57)分(V3)。治疗前疼痛面积分别为(2.06 ± 2.46)cm²(V1)、(2.03 ± 2.35)cm²(V2)、(2.85 ± 2.30)cm²(V3);治疗 10 天后疼痛面积为(1.40 ± 2.74)cm²(V1)、(1.03 ± 1.60)cm²(V2)、(1.54 ± 1.89)cm²(V3);治疗 60 天后疼痛面积分别为(0.38 ± 0.48)cm²(V1)、(0.38 ± 0.94)cm²(V2)、(0.56 ± 0.97)cm²(V3)。

Zúñiga 等[9]对 12 例原发性三叉神经痛患者注射 BTX-A,其中 8 例既往采取药物治疗,4 例接受手术治疗,疗效均不理想。根据患者病情,BTX-A 注射剂量为 20 ~ 50U。

采用 VAS 评分在注射前及注射 8 周后分别进行疼痛评分,观察期为 8 周。现就 Zúñiga 等[9]报道的疗效及预后与本文病例进行对比,见表 3。

表3　本研究病例与 Zúñiga 等[9] 报道病例治疗前与

治疗 2 个月后疗效对比($\bar{x} \pm s$)

Table 3　Comparison of the Effects of this Study and Zúñiga's Report[9]

before and after BTX-A Injection 2 Months ($\bar{x} \pm s$)

	本研究病例 This Paper's Case	Zúñiga 等[9] 报道病例 Zúñiga's Case
产品名称 Product Name	A 型肉毒毒素（衡力）	A 型肉素毒素（保妥适）
总例数（例） Total Number(case)	6	12
注射剂量（U） Doses(U)	52. 02 ± 26. 50	20 ~ 50
起效时间（d） Effect-acting Period(d)	6.2 ± 2.3	14
治疗前 VAS 评分($\bar{x} \pm s$) VAS before the Treatment ($\bar{x} \pm s$)	8.86 ± 0.75	8.83 ± 1.19
治疗后 2 个月 VAS 评分($\bar{x} \pm s$) VAS after the Treatment 2 Months	4.57 ± 1.62	4.08 ± 4.44
治疗 2 个月后有效率（%） Effective Rate after the Treatment 2 Months(%)	83. 3	83. 3

注：保妥适 = A 型肉毒毒素（葛兰素史克公司）；衡力 = A 型肉毒毒素（兰州生物制品研究所）。

本研究应用 BTX-A 治疗的 6 例三叉神经痛患者一般于第 3 ~ 10 天开始起效，与 Piovesan 等[8] 和 Zúñiga 等[9] 报道的起效时间相类似。本文 6 例患者注射 BTX-A 2 周后治愈 3 例，显效 2 例，有效 1 例，无效 0 例，总有效率达 100% ;2 个月后治愈 3 例，显效 2 例，有效 0 例，无效 1 例，总有效率达 83.3% ;6 个月后疗效尽管仍存在，但效果显著减退。病例疗效分析表明，BTX-A 注射治疗三叉神经痛是一种安全有效的新疗法。但本文病例数尚少，其疗效有待于进一步扩大样本量进行多中心的双盲对比性研究证实。

参考文献

[1] 杨文磊,赵卫国.原发性三叉神经痛治疗的方法选择和疗效比较[J].中国临床神经科学,2008,16(5): 547 – 551.

[2] 陈曦,蒋雨平,张云云.奥卡西平治疗神经痛的研究进展[J].中国临床神经科学,2008,16(5): 543 – 546.

[3] Allam N, Brasil-Neto JP, Brown G, et al. Injections of Botulinum Toxin Type A Produce Pain Alleviation in Intractable Trigeminal Neuralgia [J]. *Clin J Pain*,2005,21(2): 182 – 184.

[4] Turk U, Ilhan S, Alp R, et al. Botulinum Toxin and Intractable Trigeminal Neuralgia[J]. *Clin Neuropharmacol*,2005,28(4):161 – 162.

[5] Revill SI, Robinson JO, Rosen M, et al. The Reliability of a Linear Analogue for Evaluating Pain [J]. *Anaesthesia*, 1976, 31 (9): 1191 – 1198.

[6] Hasegawa T, Kondziolka D, Spiro R, et al. Repeat Radiosurgery for Refractory Trigeminal Neuralgia [J]. *Neurosurgery*, 2002, 50 (3): 494 – 500.

[7] Ngeow WC, Nair R. Injection of Botulinum Toxin Type A (BOTOX) into Trigger Zone of Trigeminal Neuralgia as a Means to Control Pain [J]. *Oral Surg Oral Med Oral Pathol Oral Radiol Endod*,2010,109 (3): e 47 – 50.

[8] Piovesan EJ, Teive HG, Kowacs PA, et al. An open Study of Botulinum-A Toxin Treatment of Trigeminal Neuralgia [J]. *Neurology*, 2005,65(8): 1306 – 1308.

[9] Zúñiga C, Díaz S, Piedimonte F, et al. Beneficial Effects of Botulinum Toxin Type A in Trigeminal Neuralgia[J]. *Arq Neuropsiquiatr*, 2008,66(3A): 500 – 503.

(朱婷鸽,张琪林,罗蔚锋,毛成洁,胡伟东,刘春风)
(本文原载于《中国临床神经科学》2011 年第 19 卷第 1 期)

超声定位肌电图引导下 A 型肉毒毒素治疗重度流涎的临床观察

目的：评价 A 型肉毒毒素(BTX-A)治疗流涎的疗效。

方法：选择流涎患者 5 例，其中帕金森病(PD)3 例，脑梗死 2 例。采用教师流涎分级法(TDS)及流涎频率评分后于超声定位后在肌电图引导下对患者腮腺和颌下腺进行 BTX-A 多点注射，于治疗前及治疗后 2 周、1 个月和 3 个月时进行流涎测评。

结果：TDS 和流涎频率评分：BTX-A 治疗前为(4.6±0.5)分和(3.0±0.0)分；BTX-A 注射后 2 周降至(2.6±0.9)分和(1.6±0.5)分；1 个月时为(2.8±1.1)分和(1.8±0.8)分，与治疗前比，差异有统计学意义($P < 0.05$)；3 个月时为(3.2±1.3)分和(2.0±1.0)分，与治疗前比，差异仍有统计学意义($P < 0.05$)。5 例患者均无明显并发症出现。

结论：BTX-A 局部注射治疗流涎是一种安全、有效的新方法。

关键词：流涎；A 型肉毒毒素；腮腺；颌下腺

A Study of Botulinum Toxin Type A Treatment by Ultrasound-located, Electromyogram-guided of Severe Sialorrhoea

Aim：To evaluate the effects of injections of botulinum toxin type A (BTX-A) on patients with sialorrhoea.

Methods：Five patients were treated with BTX-A injections in the parotid gland and submandibular gland, which were done by ultrasound-located and electromyogram-guided. Three patients diagnosis were Parkinson's disease, and two patients diagnosis were cerebral infarction. Teacher drooling sizing (TDS) and saliva flow rate were utilized to measure the degree of the sialorrhoea. TDS and saliva flow rate were measured before the treatment, 2 weeks, 1 month and 3 months after the treatment.

Results：The TDS and saliva flow rate were（4.6±0.5）and（3.0±0.0）before the BTX-A treatment. The scores were（2.6±0.9）and（1.6±0.5）at 2 weeks,（2.8±1.1）and（1.8±0.8）at 1 month after the treatment. After 3 months TDS and saliva flow rate were（3.2±1.3）and（2.0±1.0）, there was significant statistical difference（$P < 0.05$）between the TDS and saliva flow rate before the treatment. No severe side effects were observed in the five patients.

Conclusion：The study suggested that BTX-A may be an effective and novel means in the management of patients with sialorrhoea.

Key words：sialorrhoea；botulinum toxin type A；parotid gland；submandibular gland

流涎症（sialorrhoea, polysialia, slavers, slobbers）又称流唾症,是指因涎腺分泌增多或吞咽障碍等造成唾液溢出口角或吞咽、外吐频繁不适的一组症候群,可由多因素引发,不是独立性疾病。流涎症可分为生理性和病理性,也可分为原发性和继发性。由口咽、面部肌肉失调导致吞咽障碍引起的流涎,称继发性流涎；由唾液分泌增多引起的流涎,则称为原发性流涎[1]。其中帕金森病（Parkinson's disease,PD）为老年人流涎最常见的原因之一。据 Meningaud 等[2]报道,约 46.5% 的 PD 患者有流涎症状,约 18.8% 的患者由于严重流涎而出现交际困难。而脑梗死患者若有面瘫,出现一侧面颊部肌肉松弛,口角歪斜,口唇闭合不全,失去保留唾液于口腔中的能力,也会导致流涎[1]。

A 型肉毒毒素（BTX-A）是一种作用于神经-肌肉接头处运动神经末梢的锌肽内切酶,其通过特异性切割位于突触前膜上的 SNAP-25（一种介导囊泡与突触前膜定位,融合的必需蛋白）,抑制神经末梢乙酰胆碱（ACh）的释放[3]。涎腺受释放 Ach 的副交感神经支配,如果阻止 ACh 释放,就可抑制唾液分泌。BTX-A 在治疗局限性肌张力障碍等疾病方面已得到广泛应用。近年来,国外相继有 BTX-A 在治疗流涎方面有显著疗效的报道,其中 30% 是脑瘫患儿,20% 是 PD 患者,15% 是肌萎缩侧索硬化患者[4]。但是国内文献尚很少见,本文对 5 例流涎患者进行 BTX-A 腮腺和颌下腺多点注射,取得显著疗效,报道如下。

一、临床资料

2009 年 7 月至 2010 年 11 月, 5 例流涎患者在苏州大学附属第二医院神经内科门诊及病房就诊。其中男性 4 例, 女性 1 例。年龄 59 ~ 84 岁, 平均年龄(72.8 ± 9.7)岁。流涎病程为 10 天至 2 年。5 例患者基本资料见表 1, 治疗后随访时间为 8 个月至 1 年。

表 1 5 例流涎症患者基本情况

Table 1 Clinical and Demographic Features of the 5 Patients with Sialorrhoea

病例序号 Patient	性别 Gender	年龄(岁) Age(y)	原发病 Protopathy	起病时间(年份) Onset(Years)
1	男	59	脑梗死	2009
2	男	79	PD	2007
3	男	74	PD	2007
4	男	68	PD	2008
5	女	84	脑梗死	2010

注: PD = 帕金森病(Parkinson's disease)。

(一) BTX-A 治疗方法

采用兰州生物制品研究所研制的注射用 BTX-A(每安瓿 100U), 使用时用 0.9% 氯化钠注射液稀释成浓度为 25 ~ 50U · mL^{-1} 的溶液。根据患者流涎严重程度超声定位后在肌电图引导下对腮腺及颌下腺进行多点注射。治疗剂量为 50 ~ 100U, 平均治疗剂量为(79.0 ± 26.6)U。治疗后如果患者流涎复发, 可重复注射。

(二) 流涎症状评分

1. 流涎频率评分[5]。Ⅰ级:从来不流涎;Ⅱ级:一天中 < 12h 流涎;Ⅲ级:一天中 > 12h 流涎;Ⅳ级:不停地流涎。

2. 教师流涎分级法(teacher drooling sizing, TDS)[6]。Ⅰ级:不流涎;Ⅱ级:小量或偶尔流涎;Ⅲ级:不时流涎;Ⅳ级:经常流涎, 但不成线;Ⅴ级:成线流涎, 胸前衣服常弄湿。

(三) 疗效评定标准

流涎症状减轻 2 级以上为显效, 减轻 1 级为有效, 流涎症状无改善为无效。

(四) 统计学方法

本研究所得数据以 $\bar{x} \pm s$ 表示,采用 SPSS 17.0 统计软件进行分析,所有计量资料比较采用重复测量方差分析与 LSD 检验,$P < 0.05$ 为差异有统计学意义,检验水准 $\alpha = 0.05$。

二、结果

(一) TDS 和流涎频率评分结果

从表 2 中可见,5 例患者治疗前 TDS 和流涎频率评分分别为 (4.6 ± 0.5) 分和 (3.0 ± 0.0) 分。

1. BTX-A 治疗 2 周后流涎显著缓解,TDS 和流涎频率评分分别降至 (2.6 ± 0.9) 分和 (1.6 ± 0.5) 分,与治疗前比较,差异有统计学意义 $(P < 0.05)$。

2. 治疗 1 个月后缓解仍明显,TDS 和流涎频率评分分别为 (2.8 ± 1.1) 分和 (1.8 ± 0.8) 分,与治疗前比较,差异有统计学意义 $(P < 0.05)$。

3. 3 个月后仍有疗效,但有所减退。TDS 和流涎频率评分分别为 (3.2 ± 1.3) 分和 (2.0 ± 1.0) 分,与治疗前比较差异有统计学意义 $(P < 0.05)$,但是与治疗后 1 个月比较,差异无统计学意义。

BTX-A 治疗后,5 例患者均无明显并发症出现。

表2　5 例患者 BTX-A 注射前后 TDS 评分及流涎频率评分比较
Table 2　TDS and Saliva Flow Rate before and
after BTX-A Injection in the 5 Patients

病例序号 Patients	治疗前 Before Treatment		治疗后 TDS 评分 TDS after Treatment			治疗后流涎频率评分 Saliva Flow Rate after Treatment		
	TDS 评分 TDS	流涎频率评分 Saliva Flow Rate	2 周 2 Weeks	1 个月 1 Month	3 个月 3 Months	2 周 2 Weeks	1 个月 1 Month	3 个月 3 Months
1	5	3	3	4	4	2	2	3
2	5	3	4	4	5	2	3	3
3	4	3	2	4		2	2	2

续表

病例序号 Patients	治疗前 Before Treatment		治疗后 TDS 评分 TDS after Treatment			治疗后流涎频率评分 Saliva Flow Rate after Treatment		
	TDS 评分 TDS	流涎频率评分 Saliva Flow Rate	2 周 2 Weeks	1 个月 1 Month	3 个月 3 Months	2 周 2 Weeks	1 个月 1 Month	3 个月 3 Months
4	4	3	2	2	2	1	1	1
5	5	3	2	2	2	1	1	1
$\bar{x}+s$	4.6±0.5	3.0±0.0	2.6±0.9*	2.8±1.1*	3.2±1.3*	1.6±0.5**	1.8±0.8**	2.0±1.0**

注：与治疗前 TDS 评分比较，$^*P<0.05$；与治疗前流涎频率比较，$^{**}P<0.05$。

Note：Vs TDS of before the Treatment，$^*P<0.05$；Vs Saliva Flow Rate before the Treatment，$^*P<0.05$。

三、讨论

流涎症状在神经科疾病中比较常见，如 PD、脑卒中、肌萎缩侧索硬化等。以往对流涎的治疗方法有应用抗胆碱能药物、外科手术疗法、放射疗法及中西医结合疗法等，然而这些治疗方法的不良反应相对比较大。

BTX-A 是一种有效的神经毒素，可暂时性阻断神经-肌肉接头处 ACh 的释放，从而抑制唾液分泌。Porta 等[7]在超声引导下对 10 例神经科疾病伴发流涎患者的腮腺和颌下腺进行 BTX-A 注射治疗，其中 9 例患者疗效明显，1 例患者无明显改善。Gerlinger 等[8]对 21 例 2 岁半至 14 岁的流涎患儿进行治疗，在超声引导下行 BTX-A 注射后，20 例治疗效果明显，1 例无效。Svetel 等[9]报道了 19 例神经科疾病伴有流涎的患者，其中 13 例为 PD 患者、2 例为人类泛酸激酶依赖型神经退行性疾病患者、2 例为多系统萎缩患者、1 例为肝豆状核变性患者、1 例为动脉内膜切除术后流涎患者，注射 BTX-A 后 13 例有效，其中 5 例出现口腔干燥和吞咽困难等不良反应。Møller 等[10]对 12 例肌萎缩侧索硬化和 3 例 PD 伴发流涎的患者进行了临床研究，在注射 BTX-A 2 周后，其症状都得到了明显改善。

本研究 5 例流涎患者中，3 例为 PD 患者，2 例为脑梗死患者，于超声定位后在肌电图引导下对 5 例患者的腮腺和颌下腺进行了 BTX-A 注射治疗。治疗前和治疗后 2 周、1 个月、3 个月时对患者进行了 TDS 和流涎频率评分，结果发现 BTX-A 注射治疗后 2 周患者的流涎严重程度和频率都明显降低。病例 1 和病例 2 在治疗后 1 个月疗效减退明显,在 3 个月时病例 2 的流涎程度达到了治疗前水平,分析原因可能与 BTX-A 注射剂量偏小有关。其余 3 例患者随访 1 年后治疗效果仍然显著。

人体唾液腺有 3 对,分别是腮腺、颌下腺和舌下腺,其中唾液的 70% 由下颌下腺分泌,25% 由腮腺分泌,5% 由舌下腺分泌。腮腺的前缘紧贴咬肌表面,后缘邻接二腹肌后腹。咬肌属于咀嚼肌中的升颌肌群,主要功能是上提下颌并微向前伸,而二腹肌属于舌骨上肌群中的降颌肌群,主要功能是降下颌、拉舌骨向前。颌下腺位于颌下间隙内,前下为二腹肌前腹,后下为二腹肌后腹,底有下颌舌骨肌、舌骨舌肌及咽上缩肌等。下颌舌骨肌属于舌骨上肌群,主要功能是降下颌、拉舌骨向前,舌骨舌肌属于舌外肌,参与舌的灵活运动,咽上缩肌的作用是缩小咽腔,参与吞咽。本研究是于超声定位后,在肌电图引导下进行腮腺和颌下腺内注射 BTX-A 治疗流涎,通过肌电图引导,尽最大可能避开腮腺和颌下腺周围的肌群,治疗后 5 例患者均无言语困难、吞咽困难等不良反应出现。

本研究的病例疗效分析表明:BTX-A 注射治疗流涎是一种安全有效的新疗法。但病例数尚少,其疗效有待于进一步扩大样本量进行多中心的双盲对比性研究证实。

参考文献

[1] 周瑜,曾昕,陈谦明.流涎症的病因及治疗研究进展[J].中华口腔医学杂志,2007,42(2):126-128.

[2] Meningaud JP, Pitak-Arnnop P, Chikhani L, et al. Drooling of Saliva: a Review of the Etiology and Management Options[J]. *Oral Surg Oral Med Oral Pathol Oral Radiol Endod*,2006,101(1): 48-57.

[3] 朱婷鸽,张琪林,罗蔚锋,等.A 型肉毒毒素治疗难治性三叉神经痛临床观察[J].中国临床神经科学,2011,19(1): 32-35.

[4] Fuster Torres MA, Berini Aytés L, Gay Escoda C. Salivary Gland Application of Botulinum Toxin for the Treatment of Sialorrhea[J]. *Med Oral Patol Oral Cir Bucal*,2007,12(7):e511-517.

［5］Thomas-Stonell N, Greenberg J. Three Treatment Approaches and Clinical Factors in the Reduction of Drooling［J］. *Dysphagia*, 1988, 3 (2): 73 - 78.

［6］许世跃, 郑路. 阿托品治疗脑性瘫痪流涎的临床观察［J］. 现代康复, 1999, 3(2): 180 - 181.

［7］Porta M, Gamba M, Bertacchi G, et al. Treatment of Sialorrhoea with Ultrasound Guided Botulinum Toxin Type A Injection in Patients with Neurological Disorders［J］. *J Neurol Neurosurg Psychiatry*, 2001, 70(4): 538 - 540.

［8］Gerlinger I, Szalai G, Hollódy K, et al. Ultrasound-guided, Intraglandular Injection of Botulinum Toxin A in Children Suffering from Excessive Salivation［J］. *J Laryngol Otol*, 2007, 121(10): 947 - 951.

［9］Svetel M, Vasić M, Dragasević N, et al. Botulinum Toxin in the Treatment of Sialorrhea［J］. *Vojnosanit Pregl*, 2009, 66(1): 9 - 12.

［10］Møller E, Karlsborg M, Bardow A, et al. Treatment of Severe Drooling with Botulinum Toxin in Amyotrophic Lateral Sclerosis and Parkinson's Disease: Efficacy and Possible Mechanisms［J］. *Acta Odontol Scand*, 2011, 69(3): 151 - 157.

（郑丽霞, 罗蔚锋, 张琪林, 胡伟东, 李向, 戴永萍, 刘春风）

（本文原载于《中国临床神经科学》2011 年第 19 卷第 5 期）

A 型肉毒毒素治疗老年人原发性难治性
三叉神经痛的疗效观察

目的：评价 A 型肉毒毒素(BTX-A)治疗老年人原发性难治性三叉神经痛的疗效。

方法：应用 A 型肉毒毒素局部多点注射治疗 27 例老年人原发性难治性三叉神经痛患者,治疗前及治疗后 1 周、2 周、1 个月、3 个月、6 个月采用疼痛视觉模拟评分(VAS)进行疗效分析。

结果：治疗前 VAS 评分为(9.2 ±1.1)分,注射后 1 周(5.8 ±3.0)分,注射后 2 周(3.6 ±2.3)分,注射后 1 个月(2.3 ±2.3)分,注射后 3 个月(3.2 ±2.9)分,注射后 6 个月(4.6 ±3.2)分。VAS 评分呈现先逐渐降低,在注射后 1 个月时达到最低,后又逐渐升高,治疗前后比较,差异有统计学意义($P < 0.05$)。治疗后的疗效评定:治疗后 l 周、2 周、1 个月、3 个月、6 个月的有效率分别为 37.0%、85.2%、92.6%、70.4%、59.3%,组间两两比较,差异有统计学意义($P < 0.05$)。不良反应主要为一过性口角歪斜、眼睑闭合不全 3 例,4 ~8 周后自行恢复。27 例患者无严重并发症。

结论：A 型肉毒毒素治疗老年人原发性难治性三叉神经痛安全、有效。

关键词：三叉神经痛；难治性；A 型肉毒毒素

Efficacy Observation of Botulinum Toxin Type A
in Elderly Patients with Primary Intractable Trigeminal Neuralgia

Objective：To investigate the therapeutic effects of botulinum toxin type A（BTX-A）in elderly patients with primary intractable trigeminal neuralgia.

Methods：27 elderly patients with primary intractable trigeminal neuralgia were treated with BTX-A local multiple point injection. The efficacy was assessed by visual analog scores (VAS) before and 1 week, 2 weeks, 1 month, 3 months and 6 months after the treatment.

Results: VAS scores was (9.2 ±1.1), (5.8 ±3.0), (3.6 ±2.3), (2.3 ±2.3), (3.2 ±2.9) and (4.6 ±3.2) before and 1 week, 2 weeks, 1 month, 3 months and 6 months after BTX-A treatment respectively. VAS score was gradually decreased, reached the lowest at 1 month after BTX-A injection, and then was gradually increased. There were significant differences in VAS scores between pre- and post-treatment ($P < 0.05$). The efficiency was 37.0%, 85.2%, 92.6%, 70.4% and 59.3% at 1 week, 2 weeks, 1 month, 3 months and 6 months after the treatment respectively. There were significant differences in efficacy between different time points after the treatment (all $P < 0.05$). 3 patients had the transient numbness of mouth askew and incomplete eyelid closure and recovered spontaneously after 4 - 8 weeks. No severe adverse effects were found in the 27 patients.

Conclusions: BTX-A is safe and effective in the treatment of primary intractable trigeminal neuralgia in elderly patients.

Key words: trigeminal neuralgia; intractable; botulinum toxin type A

近年来,A 型肉毒毒素运用于疼痛性疾病治疗的研究越来越受到重视[1],但国内外关于 A 型肉毒毒素注射治疗老年人难治性三叉神经痛的报道尚少。我院自 2008 年 8 月开始对老年难治性三叉神经痛患者采用 A 型肉毒毒素进行局部注射治疗,取得了显著疗效,现报道如下。

一、对象和方法

（一） 对象

所有病例均选自 2008 年 8 月至 2012 年 2 月在我院神经内科住院或肉毒毒素门诊诊治的老年患者,共 27 例。原发性三叉神经痛的诊断标准符合 2004 年国际头面痛学会分类委员会确定的诊断标准[2]。患者均有三叉神经痛的临床表现,经头颅 CT 或 MRI 排除占位性病变,诊断为原发性三叉神经痛。男 8 例,女 19 例,年龄 63～90 岁,平均(74.9±7.1)岁;病程 3 个月至 31 年,平均(8.9±8.0)年。19 例为单支分布区疼痛(V1 支 1 例,V2 支 13 例,V3 支 5 例),有 7 例为二支分布区疼痛(V1、V2 支 2 例,V2、V3 支 5 例),有 1 例为双侧病变。2 例为微血管减压术后复发,全部病例在 A 型肉毒毒素治疗前均曾服用卡马西平、奥卡西平、加巴喷丁等药物,不能终止其发作,未能取得满意疗效。

(二) 方法

1. A 型肉毒毒素治疗方法

采用兰州生物制品研究所生产的注射用 A 型肉毒毒素(商品名:衡力,100U/瓶),使用时用 0.9% 氯化钠注射液稀释成 25U/mL。用 1mL 注射器,根据患者三叉神经分布区最疼痛的部位及扳机点进行多点注射,每个点注射 2.5～5.0U,每次注射总量为 50～175U,平均(80.6±30.4)U。注射后根据疼痛程度缓解情况,减量甚至停服口服药物,若疼痛复发,可重复注射。所有患者在注射前均充分告知相关事宜,由患者本人或直系亲属签署治疗同意书。

2. 治疗前、后评估方法

对 27 例患者行 A 型肉毒毒素治疗前,治疗后 1 周、2 周、1 个月、3 个月、6 个月时进行疼痛视觉模拟评分(VAS)[3],VAS 值为 0～10,0 分为无痛,1～3 分为轻度疼痛,4～6 分为中度疼痛,7～9 分为重度疼痛,10 分为难以忍受的剧痛。通过门诊或电话随访进行,随访时间为 6 个月至 4 年,平均(13.5±6.5)个月。

疗效评定标准:治愈为疼痛消失;显效为疼痛减轻 75% 以上;有效为疼痛减轻 50%～75%;效差或无效为疼痛减轻 50% 以下。

(三) 统计学方法

采用 SSPS 13.0 统计软件进行分析。VAS 评分以均数±标准差表示,采用方差分析对治疗前后不同时间内的 VAS 评分进行比较;采用卡方检验,对治疗前后不同时间内的治愈、显效、有效例数等进行比较。

二、结果

（一） A 型肉毒毒素治疗后 VAS 评分

患者治疗前与治疗后 1 周、2 周、1 个月、3 个月及 6 个月 VAS 得分分别为（9.2±1.1）分、（5.8±3.0）分、（3.6±2.3）分、（2.3±2.3）分、（3.2±2.9）分、（4.6±3.2）分。与治疗前相比，差异有统计学意义（$\chi^2 = 80.073, P < 0.001$）。治疗后 2 周至 3 个月是疗效最佳时期，治疗后 1 个月 VAS 评分降低最为显著。

（二） A 型肉毒毒素治疗后疗效

A 型肉毒毒素治疗后 1 周、2 周、1 个月、3 个月、6 个月的有效率分别为 37.0%、85.2%、92.6%、70.4%、59.3%，组间两两比较差异有统计学意义（$\chi^2 = 24.4, P = 0.029$）。治疗后治愈、显效、有效和无效例数分布及所占比例见表 1。

表 1　A 型肉毒毒素治疗后不同时间段治疗效果比较〔例（%）〕

治疗后时间	治愈	显效	有效	无效
1 周	2(7)	4(15)	4(15)	17(63)
2 周	3(11)	7(26)	13(48)	4(15)
1 个月	9(33)	4(15)	12(45)	2(7)
3 个月	4(15)	9(33)	6(22)	8(30)
6 个月	2(7)	7(26)	7(26)	11(41)

（三） A 型肉毒毒素治疗不良反应及随访情况

关于 A 型肉毒毒素治疗后的不良反应，3 例出现一过性口角歪斜、眼睑闭合不全，4~8 周后自行恢复，无 1 例出现全身并发症。A 型肉毒毒素治疗 6 个月后疗效明显减退，疼痛逐步加重，有 5 例进行了 2 次或以上注射，其中 4 例进行了 2 次注射，1 例进行了 4 次注射。再次注射治疗均有效。

三、讨论

原发性三叉神经痛的病因目前仍不明确，一般认为与血管对三叉神经根部的压迫有关[4]。三叉神经痛的治疗首先考虑口服药物，抗癫痛药卡马西平仍然是三叉神经痛治疗的一线用药。但随着病程的进展,大部分患者会出现疗效减退或不能耐受药物的不良反应而不得不寻求其他的治疗方法。老年三叉神经痛患者作为一个特殊的群体,寻找一种安全、有效的治疗方法,显得尤为重要。

Micheli 等[5]在 1 例面肌痉挛合并三叉神经痛患者中运用 A 型肉毒毒素后,不仅患者的面肌痉挛得以控制,而且三叉神经痛也有较大的改善,随后个例报道增多。Bohluli 等[6]对 15 例(男 7 例,女 8 例)药物治疗无效的三叉神经痛患者在扳机点进行 50U A 型肉毒毒素注射,结果显示 6 个月内有 7 例患者疼痛完全消失,有 5 例仅需服用非甾体类消炎药;所有患者的疼痛程度、发作频率均有明显减轻。Wu 等[7]对 42 例原发性三叉神经痛患者进行随机、双盲、安慰剂对比的研究结果显示,在 12 周内 A 型肉毒毒素治疗组疼痛程度较对照组明显减轻,发作频率明显减少,且耐受性良好,不良反应轻微。

A 型肉毒毒素能够在多种疼痛性疾病的治疗中发挥一定的疗效,包括三叉神经痛[1,8]。其止痛机制目前尚不明确,考虑与以下因素有关:

1. A 型肉毒毒素作用于神经肌肉接头突触前膜上的 A 型肉毒毒素特异性受体,通过特异性酶解突触相关蛋白(SNAP-25)而抑制 ACh 的释放,使神经冲动不能下传,达到去神经支配的作用,从而使肌肉松弛。

2. 各种神经肽,如 P 物质、降钙素基因相关肽(CGRP)、谷氨酸等在周围和中枢病理性疼痛发生机制中起着重要的作用,A 型肉毒毒素能够抑制 P 物质、CGRP、谷氨酸的释放。

3. 发生病理性疼痛时,一种离子型受体允许钙离子通过,对 pH 的酸性改变、热性刺激等具有整合、调节作用,瞬时受体电位香草酸亚型 1(TRPV1)活性异常增加,A 型肉毒毒素能够减少 TRPVl 的表达[9]。

对于本研究的 27 例老年患者,选取的注射部位为患者感觉最痛的部位及扳机点,注射剂量根据疼痛范围而定,采用 1 次多点注射方法,剂量为 50U ~ 175U,平均为(80.6 ± 30.4)U。25 例患者起效时间为治疗后 2 ~ 30 天,平均(9.0 ± 7.0)天;疗效持续时间 2 ~ 9 个月,平均(5.9 ± 2.6)个月,与文献报道相仿[10]。为了维持疗效,建议 A 型肉毒毒素治疗有效的患者,在 A 型肉毒毒素治疗 3 个月后,若疼痛再次出现或加重,可考虑再次及时注射治疗,因为 A 型肉毒毒素局部注射治疗要在平均 9 天后才起效。

本组有 2 例对注射 A 型肉毒毒素治疗无效,其中 1 例为女性,71岁,病程 31 年,曾有冠心病经皮冠状动脉介入(PCI)手术史;另 1 例为男性,63 岁,为双侧病变。作者认为患者病程、病变性质、对 A 型肉毒毒素的敏感性等因素可能影响疗效;另外,疼痛作为一种主观感受,心理因素也可能影响疗效的判断。

本研究 A 型肉毒毒素治疗后 1 周、2 周、1 个月、3 个月、6 个月的有效率分别为 37.0%、85.2%、92.6%、70.4%、59.3%,呈现先升高后下降趋势,以注射后 1 个月疼痛缓解最为明显。这种疗效的变化,考虑是和 A 型肉毒毒素与其受体结合、代谢、灭活的过程相关。本研究中为了减少药物的不良反应,允许患者在注射 A 型肉毒毒素治疗后根据疼痛缓解情况,减量甚至于停止口服止痛药物。这样对 A 型肉毒毒素的疗效评价会有所干扰,因为这样有可能在一定程度上低估了 A 型肉毒毒素的止痛效果。本研究采用的是老年患者治疗前后自身对比性的研究方法,尽管近期已有 A 型肉毒毒素随机、双盲、安慰剂对比治疗其他年龄段三叉神经痛患者取得显著疗效的报道[7],但为了排除安慰剂对老年人群的效应,尚需要进一步的随机、双盲、安慰剂对比的多中心研究。

参考文献

[1] Lang AM. Botulinum Toxin Type A Therapy in Chronic Pain Disorders[J]. *Arch Phys Med Rehabil*, 2003, 84 (3 Suppl 1): S69 – S73.

[2] Headache Classification Subcommittee of the International Headache Society. The International Classification of Headache Disorders: 2nd ed[J]. *Cephalalgia*, 2004, 24 (Suppl 1): 9 – 160.

[3] Revil SI, Robinson JO, Rosen M, et al. The Reliability of a Linear Analogue for Evaluating Pain [J]. *Anaesthesia*, 1976, 31 (9): 1191 – 1198.

［4］Pamir MN，Peker S. Microvascular Decompression for Trigeminal Neuralgia：a Long-term Follow-up Study［J］. *Minim Invasive Neurosurg*，2006，49(6)：342 – 346.

［5］Micheli F，Scorticati MC，Raina G. Beneficial Effects of Botulinum Toxin Type A for Patients with Painful Tic Convulsif［J］. Clin Neuropharmacol，2002，25(5)：260 – 262.

［6］Bohluli B，Motamedi MH，Bagheri SC，et al. Use of Botulinum Toxin A for Drug-refractory Trigeminal Neuralgia：Preliminary Report［J］. *Oral Surg Oral Med Oral Pathol Oral Radiol Endod*，2011，111(1)：47 – 50.

［7］Wu CJ，Lian YJ，Zheng YK，et al. Botulinum Toxin Type A for the Treatment of Trigeminal Neuralgia：Results from a Randomized，Double-blind，Placebo-controlled Trial［J］. *Cephalalgia*，2012，32(6)：443 – 450.

［8］Zhu TG，Zhang QL，Luo WF，et al. A Study of Botulinum A Toxin Treatment of Intractable Trigeminal Neuralgia［J］. *Chin J Clin Neurosci*，2011，19(1)：32 – 35. (In Chinese)朱婷鸽，张琪林，罗蔚锋，等. A 型肉毒毒素治疗难治性三叉神经痛临床观察［J］. 中国临床神经科学，2011，19(1)：32 – 35.

［9］Francisco GE，Tan H，Green M. Do Botulinum Toxins Have a Role in the Management of Neuropathic Pain？：a Focused Review［J］. *Am J Phys Med Rehabil*，2012，91(10)：899 – 909.

［10］Ngeow WC，Nair R. Injection of Botulinum Toxin Type A (BOTOX) into Trigger Zone of Trigeminal Neuralgia as a Means to Control Pain［J］. *Oral Surg Oral Med Oral Pathol Oral Radiol Endod*，2010，109(3)：47 – 50.

（邵建锋，张琪林，罗蔚锋，毛成洁，胡伟东，周旭平，刘春风）

（本文原载于《中华老年医学杂志》2014 年第 33 卷第 1 期）

应用 A 型肉毒毒素治疗
特发性偏侧面肌痉挛现状研究

目的：全面了解我国应用 A 型肉毒毒素（BTX-A）治疗特发性偏侧面肌痉挛现状。

方法：自 2012 年 3 月 1 日至 2012 年 8 月 31 日，采用调查问卷结合临床检查和医疗记录的方式，对在全国 15 个运动障碍病中心门诊就诊的 1033 例特发性偏侧面肌痉挛患者进行调查。调查内容包括患者基本资料、起病年龄、病程、曾经接受的治疗方法、不同治疗方法的疗效及不良反应等内容。共有 1003 例资料完整病例最终被纳入研究。

结果：在入组患者中，男、女之比 1：1.8。起病年龄 15～92 岁，平均年龄（46.6±11.5）岁。起病高峰在 41～50 岁，病程 0～49 年（中位病程 6.0 年）。BTX-A 注射（66.5%）、针灸（62.6%）和口服药（51.1%）是患者接受最多的非手术治疗方法，其中 BTX-A 重复治疗的比例最高（68.7%），针灸重复治疗的比例最低（1.6%）。BTX-A 治疗起效时间 1～30 天（中位数 4 天），疗效持续时间 2～128 周（中位数 16 周），总有效率 98.9%，严重度和功能中度以上改善率 95.9%，显著改善率 58.2%。最常见的不良反应是口角歪斜（22.0%）和闭眼困难（15.2%）。

结论：BTX-A 是我国应用最为广泛的非手术治疗特发性偏侧面肌痉挛的方法，重复治疗比例最高。

关键词：偏侧面肌痉挛；治疗；A 型肉毒毒素；横断面研究

The Current Status of Botulinum Toxin Type A Therapy in Primary Hemifacial Spasm

Objective: To investigate the current status of botulinum toxin type A (BTX-A) therapy in primary hemifacial spasm amongst Chinese patients.

Methods: A cross-section study including 1003 primary hemifacial spasm patients had been carried out in 15 movement disorder clinics in China in 2012. Questionnaire, clinical examination and medical record were analyzed. The investigating content included demographic data, age of onset, duration, treatments prior to the investigation, improvements and side effects, etc.

Results: Among the investigated patients, the ratio of male to female was 1 : 1.8, the mean age at onset was 46.6 years, the median duration of symptoms was 6.0 years. BTX-A injection was the most commonly used treatment, followed by acupuncture and oral medication. BTX-A maintained the highest repetitive treatment ratio (68.7%), while 98.4% of the patients gave up acupuncture. The median latency of BTX-A effect was 4 days, the median duration of the effect was 16 weeks, 95.9% of the patients developed improvements no worse than moderate in both severity and function, and 58.2% of the patients had marked improvement. The most common complication was droopy mouth (22.0%) and lagophthalmos (15.2%).

Conclusions: BTX-A is the most commonly used nonoperative treatment method, and it has the highest repetitive treatment ratio.

Key words: hemifacial spasm; treatment; botulinum toxin type A; cross-section study

特发性偏侧面肌痉挛是以一侧面部肌肉阵发性不自主抽动为特点的面神经病变。在大多数此病患者,眼轮匝肌是最初受累部位,随后病变逐渐播散至同侧面部的其他肌肉。特发性偏侧面肌痉挛一般不会危及生命,但可能影响面部肌肉功能,而且鲜有自发缓解,对患者的工作、生活和社会交往造成一定的影响,绝大多数患者有治疗的需要。

国际上主要的治疗方法有口服药、A 型肉毒毒素（botulinum toxin type A，BTX-A）局部注射和手术治疗，而在国内，大多数患者更倾向于采取非手术治疗，除了口服药和 BTX-A 外，还包括针灸以及应用酒精进行神经阻滞的方法。目前我国应用的 BTX-A 有两种，即兰州生物制品研究所生产的衡力（CBTX-A）和美国爱力根公司生产的保妥适（BO-TOX）。本文作者对全国 15 个运动障碍病中心门诊就诊的特发性偏侧面肌痉挛患者进行较为全面的调查，目的在于全面了解我国应用 BTX-A 治疗特发性偏侧面肌痉挛的治疗现状，分析不同 BTX-A 的疗效和不良反应，期望对推动临床治疗该病的规范化有所帮助。

一、对象和方法

（一）观察对象

收集 2012 年 3 月 1 日至 2012 年 8 月 31 日期间在全国 15 个运动障碍病中心门诊就诊的特发性偏侧面肌痉挛患者 1033 例，包括北京协和医院 228 例、浙江大学邵逸夫医院 192 例、湖北省人民医院 120 例、上海长征医院 41 例、河南省人民医院 56 例、上海同济医院 40 例、西安市中心医院 40 例、中山大学附属第一医院 40 例、郑州大学附属第一医院 40 例、大连医科大学附属第一医院 40 例、四川大学华西医院 40 例、山东省立医院 40 例、上海瑞金医院 39 例、南京脑科医院 37 例及苏州大学附属第二医院 40 例，其中资料完整的有效病例 1003 例。入选标准：临床诊断为特发性偏侧面肌痉挛[1]，患者自愿参与调查并签署知情同意书。

排除标准：继发性偏侧面肌痉挛，如脑桥小脑脚肿瘤或手术、面神经炎、面神经损伤等；其他原因引起的面部不自主运动，如各种原因引起的面瘫后联合运动、抽动症、面部纤维搐颤及癫痫局限性运动发作；因认知障碍、精神疾病无法配合完成本调查。

（二）方法

所有观察对象均完成面肌痉挛临床特点及治疗选择调查问卷的填写。调查问卷的内容包括患者基本资料、起病部位、病程、曾经接受的治疗方法、不同治疗方法的疗效及不良反应等内容。由神经科医生评定患者的病变部位和病情严重程度。BTX-A 的治疗情况来自每个运动障碍病中心既往的医疗记录和调查问卷。这项研究得到北京协和医院和各家参与医院伦理委员会的批准,每位患者在接受调查前均签署书面的知情同意书。

患者病情严重程度采用 Cohen 评分方法[2]进行评定。1 级:外部刺激引起瞬目增多或面肌轻度颤动;2 级:眼睑、面肌自发轻微颤动,无功能障碍;3 级:痉挛明显,有轻微功能障碍;4 级:严重痉挛和功能障碍。

（三） 统计学处理

数据分析应用 SPSS V20.0 软件。计量资料符合正态分布者用均数 ± 标准差表示,不符合正态分布者用中位数(上、下四分位数)表示,见表 1。计数资料用百分比表示(%)。衡力和保妥适剂量、起效时间、疗效持续时间比较采用 u 检验,不良反应持续时间比较采用 Mann-Whitney U 检验。最佳疗效和不良反应的发生率比较采用 χ^2 检验或 Fisher 确切检验。以 $P < 0.05$ 为差异有统计学意义。对 30 例数据不完整的临床资料未予统计。

二、结果

（一） 临床特点

在 1003 例有效病例中,男 360 例,女 643 例,男女之比为 1∶1.8。起病年龄 15 ~ 92 岁,平均年龄(46.6 ± 11.5)岁。起病高峰在 41 ~ 50 岁,病程 0 ~ 49 年,中位病程 6.0(3.0,10.0)年。按照病情严重度分级,1 级 23 例(2.3%),2 级 145 例(14.5%),3 级 558 例(55.6%),4 级 277 例(27.6%)。

（二） 治疗

患者的治疗目的主要为痉挛消失 934 例(93.1%),功能改善 492 例(49.1%),美观 281 例(28.0%)。多数患者接受过多种治疗,其中 BTX-A 注射的比例最高(共有 665 例,占全部患者的 66.3%),其次为针灸治疗 628 例(62.6%)、口服药治疗 513 例(51.1%),曾接受过酒精阻滞治疗患者仅有 21 例(2.1%)。有 24 例(2.4%)接受过手术治疗,因无效(15 例)或复发(9 例)转而寻求非手术治疗。

在非手术治疗方法中,BTX-A 重复治疗的比例最高,达 68.7%。

在停用 BTX-A 的患者中,最常见的停用原因是复发,占停用原因的 98.6%。重复治疗比例最低的是针灸,98.4% 的患者放弃治疗。停用针灸治疗的主要原因是疗效差,占 97.6%。长期口服药治疗的患者只占全部患者的 3.1%,其中最常用的药物是卡马西平(占口服药治疗人数的 45.8%),其次是 B 族维生素(占 36.8%),其他药物还包括巴氯芬、硫必利、苯海索、氯硝西泮和多种中成药等(所占比例均在 3.5% 以下)。停用卡马西平的主要原因是疗效差(占停药患者的 85.0%),其次是不良反应(占 13.2%)。停用其他药物的原因均为疗效差。

(三) BTX-A 治疗

BTX-A 的治疗疗效见表 1,不良反应见表 2。

在曾经接受 BTX-A 治疗的 665 例患者中,最近 1 次应用保妥适治疗的患者 123 例,应用衡力治疗的患者 542 例。应用 BTX-A 总剂量 10～100U,起效时间 1～30 天,中位数 4(2,7)天,平均 5 天,疗效持续时间 2～128 周,中位数 16(12,24)周,平均 19.5 周。总有效率 98.9%,有 95.9% 的患者偏侧面肌痉挛的严重程度和功能有中度以上改善,58.2% 的患者有显著改善。其中保妥适的平均应用剂量多于衡力(分别为 45.2U 与 41.6U,$P = 0.01$),保妥适的起效时间较衡力长(分别为 6.2 天与 5.1 天,$P = 0.023$),保妥适的疗效持续时间长于衡力(分别为 23.5 周与 18.6 周,$P < 0.001$),二者在总有效率、中度以上改善率和显著改善率方面的差异无统计学意义。

表 1　BTX-A 治疗疗效评价

	n	疗效 [n(%)]					疗效 [n(%)]	
		0	1	2	3	4	中度以上改善(3+4)	总有效率(1+2+3+4)
总体	665	7(1.1)	9(1.4)	11(1.7)	251(37.7)	387(58.2)	638(95.9)	658(98.9)
保妥适	123	2(1.6)	3(2.4)	1(0.8)	46(37.4)	71(57.7)	117(95.1)	121(98.4)
衡力	542	5(0.9)	6(1.1)	10(1.8)	205(37.8)	316(58.3)	521(96.1)	537(99.1)
P 值		0.611	0.490	—	—	—		0.906

注:0,无效;1,严重度轻度改善;2,严重度中度改善,无功能改善;3,严重度及功能中度改善;4,严重度及功能显著改善;表中 P 值为保妥适与衡力的相应指标比较所得;"—"未比较。

表 2　BTX-A 治疗的常见不良反应情况

不良反应	发生率[n(%)]				持续时间(d)			
	总体	保妥适	衡力	P 值	总体	保妥适	衡力	P 值
口角歪斜	146(22.0)	13(10.6)	133(24.5)	0.001	31.1	29.5	31.3	0.672
闭眼困难	101(15.2)	13(10.6)	88(16.2)	0.114	20.7	26.9	19.8	0.284
流泪	48(7.2)	3(2.4)	45(8.3)	0.023	9.1	6.7	9.3	0.779
上睑下垂	30(4.5)	2(1.6)	28(5.2)	0.088	27.3	11.0	28.5	0.372
局部水肿	24(3.6)	6(4.9)	18(3.3)	0.403	8.3	7.8	8.4	0.820
额纹不对称	22(3.3)	3(2.4)	19(3.5)	0.550	26.8	16.3	28.4	0.651
鼓气无力	22(3.3)	2(1.6)	20(3.7)	0.248	29.1	7.5	32.1	0.139
视物模糊	16(2.4)	1(0.8)	15(2.8)	0.202	20.1	7.0	30.9	0.500
皱眉不对称	11(1.7)	1(0.8)	10(1.8)	0.418	33.6	7.0	36.3	0.727
干眼	3(0.5)	0(0)	3(0.5)	1.0	13.7	0	13.7	—
全身反应	1(0.2)	0(0)	1(0.2)	1.0	6.0	0	6.0	—
其他	11(1.7)	1(0.8)	13(2.4)	0.269	24.2	7.0	25.0	0.714

注：表中 P 值为保妥适与衡力的相应指标比较所得；患者总例数 665，其中保妥适 123 例，衡力 542 例；"—"未比较。

在不良反应中，最常见的是口角歪斜（146 例，22.0%），其次为闭眼无力（101 例，15.2%）、流泪（48 例，7.2%）。其他常见的不良反应如上睑下垂、局部水肿等相对少见。其中应用保妥适的患者出现口角歪斜和流泪的比例低于衡力（10.6% 与 24.5%，$P = 0.001$；2.4% 与 8.3%，$P = 0.023$），其他不良反应的发生率和所有不良反应的持续时间差异无统计学意义，见表 2。所有不良反应均未经处理即自行缓解。

三、讨论

1947 年，Campbell 最早提出面神经在出脑干的部位受异常血管压迫可能是特发性面肌痉挛的病因，在此基础上发展起来的微血管减压术已成为一种有效的治疗特发性偏侧面肌痉挛的方法，小脑前下动脉、小脑后下动脉、椎动脉是最常见的责任血管[3]。随着对疾病认识的深入和手术方式的改进，目前微血管减压术对特发性偏侧面肌痉挛的治愈率可以达到 82% ~ 92%[4,5]，手术并发症主要包括复发、脑神经和血管损伤等,部分患者手术治疗无效。

在我国,基于对手术及其并发症的担心,多数特发性偏侧面肌痉挛患者倾向于选择非手术治疗,主要包括口服药、针灸、BTX-A 注射、应用酒精进行神经阻滞等。本项研究显示前三种治疗方法的应用更为广泛,与其操作简便、安全性高、患者易于接受有关。其中卡马西平是应用最多的口服药,对部分轻症患者疗效尚可,少数患者长期应用,但是不良反应较大,一部分患者因此停药。针灸是我国特有的治疗方法,但对特发性偏侧面肌痉挛的疗效欠佳,研究显示绝大多数患者因疗效差而放弃继续治疗。患者常因疾病复发而停用原治疗方法,本研究中 BTX-A 重复治疗的比例最高(68.7%),提示 BTX-A 疗效确切,得到了多数患者的认可。肉毒毒素注射在我国已成为一项成熟稳定的治疗手段,其平均起效时间、疗效持续时间和中度以上疗效改善的情况与文献[6]报道相当。

BTX-A 治疗的不良反应总体上可以分为 4 类:药物直接作用导致注射肌肉无力,如闭目无力、双侧的额纹、眉间纹、鼻唇沟不对称等,在 BTX-A 治疗中难以完全避免;药物的弥散作用,如上睑下垂、复视等,药物由眼轮匝肌弥散至提上睑肌或眼外肌导致;注射的局部症状,如瘀斑、水肿等;全身症状及过敏。

本项研究中最常见的不良反应是口角歪斜和闭眼困难,都是治疗相关的面肌无力表现,在后续注射中通过调整剂量和注射部位可以减轻。流泪也是患者提及较多的不良反应,主要是由于药物弥散导致泪囊部眼轮匝肌无力而影响泪小管的引流所致。此外,注射后眼睑位置改变如睑外翻,可能直接影响眼睑对泪液的存留,并通过改变泪小点的位置影响泪液的引流[7]。干眼是另一种常见的眼部不良反应,主要是由注射后眨眼减少、闭眼无力导致[7]。也有学者推测由于眼球外侧的泪腺主要由副交感神经支配,外眦周围的 BTX-A 注射可以通过弥散作用影响副交感神经突触前膜的乙酰胆碱释放,从而减少泪腺的分泌,加重干眼症状[8]。上睑下垂曾是 BTX-A 治疗中最常见的不良反应[9],但随着经验的积累,其发生率已大大降低。衡力应用明胶作为毒素结合蛋白,易出现皮疹,但本项研究中并无相关病例报告。

本项研究设计基于临床工作常态,并未对 BTX-A 的使用剂量进行限制,研究者可以根据患者的不同部位和严重程度进行个体化治疗。研究显示保妥适和衡力在最佳疗效方面无统计学差异,应用保妥适治疗的患者疗效持续时间较长,可能与保妥适的使用剂量较大有关。衡力在起效时间上较短,但保妥适在口角歪斜和流泪方面的发生率略低,在其他不良反应的发生率方面二者相似。保妥适不良反应持续时间似乎较短,但二者的差异并无统计学意义。两种 BTX-A 在起效时间和不良反应方面的细微差异,可能与二者不同的弥散性有关。弥散性高的药物往往吸收速度快,起效时间短,但更容易弥散至靶肌肉以外的其他肌肉,出现治疗之外的不良反应。有学者认为 BTX-A 的弥散性与毒素蛋白复合物的相对分子质量(Mr)相关,Mr 越大,越不易弥散;还有学者认为药物的弥散性与剂量、浓度、体积和注射方法等因素有关[10]。目前国际上关于 BTX-A 弥散性的研究尚缺乏公认的研究方法,试验结果也不尽相同[11,12]。此外,BTX-A 的临床疗效和不良反应受到多种因素的影响,除药物外,还包括患者的病程长短、病情严重程度以及不同研究中心的注射技术等,需要综合考虑。此外,选择衡力的患者要明显多于选择保妥适的患者(分别为 542 例与 123 例),除了衡力具有安全有效的特点之外,相对低廉的价格也使其在药物经济学上占有明显的优势。

这项关于 BTX-A 治疗特发性偏侧面肌痉挛的多中心研究规模较大,参与调查的病例总数超过了以往国际国内的同类研究,涉及我国内地全部 7 个行政区域。参与调查的 15 个中心都是区域内著名的运动障碍病中心,具有比较丰富的特发性偏侧面肌痉挛的诊断和治疗经验。因此,这项研究的结果可以较为真实地反映我国应用 BTX-A 治疗特发性偏侧面肌痉挛的现状,具有一定代表性。

(致谢:感谢清华大学于歆杰博士在数据统计方面提供的帮助)

参考文献

[1] Batla A, Goyal C, Shukla G, et al. Hemifacial Spasm: Clinical Characteristics of 321 Indian Patients [J]. *J Neurol*, 2012, 259 (8): 1561 – 1565.

[2] Wabbels B, Roggenkämper P. Botulinum Toxin in Hemifacial Spasm: the Challenge to Assess the Effect of Treatment [J]. *J Neural Transm*, 2012, 119(8): 963 – 980.

[3] Campos-Benitez M, Kaufmann AM. Neurovascular Compression Findings in Hemifacial Spasm[J]. *J Neurosurg*, 2008, 109(3): 416 – 420.

[4] Sindou MP. Microvascular Decompression for Primary Hemifacial Spasm. Importance of Intraoperative Neurophysiological Monitoring [J]. *Acta Neurochir (Wien)*, 2005, 147(10): 1019 – 1026.

[5] Zhong J, Zhu J, Li ST, et al. An Analysis of Failed Microvascular Decompression in Patients with Hemifacial Spasm: Focused on the Early Reoperative Findings [J]. *Acta Neurochir (Wien)*, 2010, 152 (12): 2119 – 2123.

[6] Moriyama L, Chien HF. Botulinum Toxin Type A in the Treatment of Hemifacial Spasm: an 11-year Experience [J]. *Arq Neuropsiquiatr*, 2010, 68(4): 502 – 505.

[7] Ozgur OK, Murariu D, Parsa AA, et al. Dry Eye Syndrome Due to Botulinum Toxin Type-A Injection: Guideline for Prevention[J]. *Hawaii J Med Public Health*, 2012, 71(5): 120 – 123.

[8] Arat YO, Yen M T. Effect of Botulinum Toxin Type A on Tear Production after Treatment of Lateral Canthal Rhytids[J]. *Ophthal Plast Reconstr Surg*, 2007, 23(1): 22 – 24.

[9] Rieder CR, Schestatsky P, Socal MP, et al. A Double-blind, Randomized, Crossover Study of Prosigne Versus Botox in Patients with Blepharospasm and Hemifacial Spasm [J]. *Clin Neuropharmacol*, 2007, 30 (1): 39 – 42.

[10] Wohlfarth K, Schwandt I, Wegner F, et al. Biological Activity of Two Botulinum Toxin Type A Complexes (Dysport and Botox) in Volunteers: a Double-blind, Randomized, Dose-ranging Study [J]. *J Neurol*, 2008, 255: 1932 – 1939.

[11] Trindade de Almeida AR, Marques E, de Almeida J, et al. Pilot Study Comparing the Diffusion of Two Formulations of Botulinum Toxin

Type A in Patients with Forehead Hyperhidrosis[J]. *Dermatol Surg*, 2007, 33(1): S37 −43.

[12] Wohlfarth K,Muller C,Sassin I,et al. Neurophysiological Double-blind Trial of a Botulinum Neurotoxin Type A Free of Complexing Proteins[J]. *Clin Neuropharmacol*,2007,30(2): 86 −94.

（王琳,胡兴越,董红娟,王文昭,黄月,靳令经,骆裕民,张为西,连亚军,梁战华,商慧芳,冯亚波,吴逸雯,陈俊,罗蔚锋,万新华）

（本文原载于《中国神经免疫学和神经病学杂志》2014 年第 21 卷第 2 期）

A 型肉毒毒素治疗 70 岁以上三叉神经痛患者的安全性及疗效

目的：探讨 A 型肉毒毒素治疗 70 岁以上原发性三叉神经痛患者的安全性及疗效。

方法：收集 2008 年 8 月至 2013 年 9 月苏州大学附属第二医院神经内科住院或肉毒素门诊针对原发性三叉神经痛进行诊治的 64 例患者，按年龄分为老年组（≥70 岁，35 例）及中青年组（＜60 岁，29 例），比较两组的治疗剂量、安全性及疗效。采用视觉模拟评分进行疼痛测评。

结果：老年组的 A 型肉毒毒素治疗剂量为（88±30）U，中青年组为（72±33）U，两组比较差异无统计学意义（$P>0.05$）。两组治疗前视觉模拟评分为（7.7±2.2）分，治疗后为（4.4±2.9）分，治疗后疼痛显著减轻（$P<0.01$）。老年组治疗前视觉模拟评分为（8.2±1.9）分，治疗后为（4.5±3.2）分，治疗后疼痛显著减轻（$P<0.01$）。中青年组治疗前视觉模拟评分为（7.2±2.4）分，治疗后为（4.4±2.5）分，治疗后疼痛显著减轻（$P<0.01$）。老年组治疗前后视觉模拟评分差值为（3.5±3.6）分，中青年组治疗前后视觉模拟评分差值为（2.8±3.5）分，两组比较差异无统计学意义（$P>0.05$）。老年组治疗后出现上睑下垂、口角歪斜等轻度不良反应为 5 例，中青年组为 2 例，两组比较差异无统计学意义（$P>0.05$）。

结论：A 型肉毒毒素治疗 70 岁以上原发性三叉神经痛患者安全、有效，其治疗剂量、有效性及安全性与中青年患者相似。

关键词：原发性三叉神经痛；A 型肉毒毒素；老年人

Evaluation of Therapeutic Effectiveness and Safety of Botulinum Toxin Type A in the Treatment of Idiopathic Trigeminal Neuralgia in Patients Older than 70 years

Objective: To evaluate therapeutic effectiveness and safety of botulinum toxin type A in the treatment of idiopathic trigeminal neuralgia in patients older than 70 years.

Methods: The total 64 patients were involved from neurology clinic and inpatient department from Aug. 2008 to Sep. 2013. They were divided into two groups according to the age (older than 70 years versus younger than 60 years). The therapeutic dose, safety, effectiveness were compared between two groups. Visual analog scores were employed to measure the degree of pain.

Results: The mean dosage was (88 ± 30) U in the group aged above 70 years old, and (72 ± 33) U in the group aged below 60 years old respectively. There was no significant difference of dosage between the two groups. The average visual analog score of all patients was (7.7 ± 2.2) before the treatment and decreased to (4.4 ± 2.9) one month after the treatment. To be precise, the average visual analog score of the group aged above 70 years old was (8.2 ± 1.9) before and (4.5 ± 3.2) after the treatment, and the visual analog score of the group aged below 60 years old was (7.2 ± 2.4) before and (4.4 ± 2.5) after the treatment. The effect of botulinum toxin type A in the treatment of idiopathic trigeminal neuralgia was considered statistically significant. The D-value of visual analog score in the elderly group was (3.5 ± 3.6), and (2.8 ± 3.5) in the younger group. There was no significant difference in the D-value between the two groups. Five patients had transient minor side effects in the former group and two patients had transient minor side effects in latter group. There was no significant difference in the incidence rate of side effects between the two groups($P > 0.05$).

Conclusions: Botulinum toxin type A is safe and effective in the treatment of idiopathic trigeminal neuralgia for the patients older than 70 years and the dosages of it are approximate to the patients under 60 years old.

　　Key words：idiopathic trigeminal neuralgia；botulinum toxin type A；aged

　　三叉神经痛（TN）人群患病率为（4.0～28.9）/100000，并且随着年龄的增长发病率逐渐上升，故在患患者群中，高龄老人占很大的比例[1]。A型肉毒毒素（BTX-A）可安全、有效地用于三叉神经痛的治疗[2,3]。但是高龄老人存在合并疾病多、各器官功能减退等情况，有关应用BTX-A治疗老年人TN的报道尚少。本研究对70岁以上原发性三叉神经痛（ITN）患者应用BTX-A治疗的安全性及疗效进行了分析。

一、对象与方法

（一）对象

　　选取2008年8月至2013年9月在苏州大学附属第二医院神经内科住院或在肉毒素门诊进行诊治的ITN患者。

　　1. 诊断标准：符合国际疼痛研究协会、国际头痛联合会对于TN的诊断标准。具体包括以下方面。

　　（1）疼痛性质：放射性、电击样的、锐利的、浅表性疼痛。

　　（2）程度：中到重度。

　　（3）持续时间：每次发作持续数秒，间歇期可不疼。

　　（4）周期：可间隔数周或数月。

　　（5）部位：三叉神经分布区，以单侧多见。

　　（6）放射部位：三叉神经分布区。

　　（7）诱因：轻触，如吃饭、洗脸等。

　　（8）缓解因素：休息、抗癫痫药。

　　（9）存在扳机点、影响生活、精神抑郁等。

　　至少满足以上四条。

　　2. 入选标准：首次接受肉毒毒素治疗者；符合ITN的典型临床表

现,药物治疗效果差或出现重度不良反应者;已采用射频、神经阻滞、微血管减压术等治疗效果差或复发者;无 A 型肉毒毒素药物过敏及神经肌肉疾病者,如重症肌无力、运动神经元病患者等。

3. 排除标准:继发性三叉神经痛患者及因临床资料不全等原因导致无法完成资料收集、治疗后无法完成回访的患者。

（二） 一般资料及分组

按年龄分为 70 岁以上老年组及 60 岁以下中青年组。老年组（≥70 岁）35 例,其中男 11 例,女 24 例,年龄 70～90 岁,平均年龄（78±5）岁,其中 4 例合并高血压,1 例合并脑梗死,1 例合并糖尿病,1 例合并肺癌,1 例合并肾功能不全。中青年组（＜60 岁）29 例,其中男 10 例,女 19 例,年龄 34～59 岁,平均年龄（50±6）岁,其中 1 例合并高血压。两组的性别及合并疾病的构成比差异无统计学意义。

（三） 治疗方法

采用兰州生物制品研究所生产的注射用 BTX-A（商品名:衡力,100 单位/瓶）,用 0.9% 氯化钠注射液稀释成 25U/mL。用 1mL 注射器,根据患者三叉神经分布区最疼痛的部位及扳机点进行多点注射,每个点注射 2.5～5.0U,每次注射总量为 30～200U。

（四） 评分方法

对 64 例患者治疗前和治疗后 1 个月时进行疼痛视觉模拟评分（VAS）,VAS 值为 0～10 分,通过门诊或电话随访进行。

（五） 不良反应

1. 轻度不良反应:在较短时间自然恢复或仅需要非处方药物治疗。

2. 重度不良反应:需要住院治疗,威胁患者生命或遗留重度残疾。

（六） 统计学处理

采用 SPSS 17.0 统计软件进行分析,计量资料以 $\bar{x}±s$ 表示;两组间剂量及疗效差别的分析均采用两独立样本比较的 t 检验,治疗前后的疗效分析采用配对样本比较的 t 检验,两组间不良反应发生率的分析采用 χ^2 检验,$P<0.05$ 为差异有统计学意义。

二、结果

老年组的 BTX-A 治疗剂量为(88 ± 30)U,中青年组为(72 ± 33)U,两组比较差异无统计学意义$(P > 0.05)$。

两组治疗前 VAS 为(7.7 ± 2.2)分,治疗后为(4.4 ± 2.9)分,治疗后疼痛显著减轻$(P < 0.01)$。老年组治疗前 VAS 为(8.2 ± 1.9)分,治疗后为(4.5 ± 3.2)分,治疗后疼痛显著减轻$(P < 0.01)$。中青年组治疗前 VAS 为(7.2 ± 2.4)分,治疗后为(4.4 ± 2.5)分,治疗后疼痛显著减轻$(P < 0.01)$。

老年组治疗前后 VAS 差为(3.5 ± 3.6)分,中青年组治疗前后 VAS 差为(2.8 ± 3.5)分,两组比较差异无统计学意义$(P > 0.05)$。

老年组治疗后出现不良反应的有 5 例(口角歪斜 3 例,上睑下垂伴口角歪斜 1 例,全身不适 1 例),中青年组 2 例(均为口角歪斜),两组比较,差异无统计学意义$(P > 0.05)$,见表 1。两组的不良反应均为轻度,在 3 周内自行缓解。

表 1　老年组(≥70 岁)与中青年组(<60 岁)各指标的比较

临床指标	老年组 ($n=35$)	中青年组 ($n=29$)	P 值
平均年龄(岁,$\bar{x} \pm s$)	78 ± 5	50 ± 6	> 0.05
性别(男/女)	11/24	10/19	> 0.05
治疗剂量(U)	88 ± 30	72 ± 33	> 0.05
VAS 评分(分,$\bar{x} \pm s$)			
治疗前	8.2 ± 1.9	7.2 ± 2.4	< 0.01
治疗后	4.5 ± 3.2	4.4 ± 2.5	< 0.01
治疗前后差值	3.5 ± 3.6	2.8 ± 3.5	> 0.05
不良反应(例)	5	2	> 0.05

三、讨论

TN 根据病因的不同分为原发性和继发性三叉神经痛。本研究中所选取的病例根据临床表现、体格检查和相应的头颅 CT 或 MRI 检查,排除继发性 TN。ITN 的病因和发病机制目前尚不明确。主要存在以下学说:三叉神经压迫学说[4];神经变性学说[5]。目前,针对 TN 的治疗方法较多,主要包括药物治疗、神经阻滞、手术治疗(如微血管减压术)、立体定向放射治疗。关于 TN 的药物治疗,抗癫痫药仍然是三叉神经痛治疗的一线用药。一般首选卡马西平,但需要长期服用,研究提示,在服用 5~16 年后,卡马西平的有效率由 69% 降至 31%。随着剂量的加大以及药物治疗时间的推移,出现不良反应的概率增加,如恶心、头晕、共济失调、肝功能损害、血细胞减少等,严重影响患者生活[6]。TN 的外科治疗,如微血管减压术,是目前被国内外广泛认可和运用的方法,手术成功率为 63%~94%,且仍有 20%~30% 的患者术后复发,术后或术中并发症也不容忽视,如面部麻木、永久性面瘫、听力下降甚至丧失、小脑出血,甚至死亡[7]。鉴于药物及手术治疗的不良反应较多,近年来,BTX-A 运用于 TN 治疗的研究越来越受到重视。

BTX-A 是一种由革兰阳性厌氧肉毒杆菌产生的神经毒素,分 A~G 7 个类型。20 世纪 80 年代开始,BTX-A 被广泛用于治疗面肌痉挛、治疗局限性肌张力障碍、美容整形等领域。2002 年,Micheli 等[1]报道第 1 例应用 BTX-A 治疗 TN 取得显著疗效的病例。目前越来越多的研究已经证实 BTX-A 能够在多种疼痛性疾病的治疗中发挥一定的疗效,包括 TN。

本课题组前期应用 A 型肉毒毒素局部多点注射治疗 ITN 患者,治疗前及治疗后 1 周、2 周、1 个月、3 个月、6 个月采用 VAS 进行疗效分析[3],结果提示在局部注射 BTX-A 后 1 个月时疼痛减轻程度最大,所以本研究选取治疗后 1 个月为观察点。本研究中,老年组治疗前后 VAS 差值与中青年组相比无差别,提示两组的疗效相似。BTX-A 的止痛机制[8]目前尚不明确,考虑可能与以下几个方面有关:

1. BTX-A 可以作用于神经肌肉接头突触前膜,抑制突触前膜释放乙酰胆碱(acetylcholine,ACh),使神经冲动不能下传,达到去神经支配的作用,使肌肉松弛。

2. BTX-A 可能通过抑制神经递质的释放如 P 物质、神经激肽 A 等,抑制神经源性炎症,直接作用于外周神经血管系统,从而减少传入神经的冲动,缓解疼痛。

3. BTX-A 可能直接作用于伤害感受器,在神经传入中枢通路中起到了抗感受伤害的作用。

2008 年 2 月,美国食品药品管理局指出,BTX 在部分疾病和人群中使用的安全性、有效性和使用剂量尚未确定,不论是用于疾病治疗还是美容,其注射剂量均须严格控制。高龄老人存在合并疾病多、心肺功能减退等情况,在临床治疗中是否需要减少肉毒毒素的剂量,不良反应是否比中青年患者的发生率高,目前未见相关报道。本研究结果显示,老年组与中青年组的注射剂量相比差异无统计学意义,虽然老年组患者合并的心脑血管等疾病较中青年组多,但两组间不良反应的发生相比差异无统计学意义。老年组共有 5 例不良反应,包括口角歪斜、上睑下垂、全身不适感,但均在 3 周内自行恢复,无严重不良反应发生。因此本研究结果提示,与中青年 ITN 患者相似,BTX-A 治疗 70 岁以上老年 ITN 患者安全、有效。由于本研究病例相对较少,缺少安慰剂对照组,应用 BTX-A 治疗 70 岁以上老年患者的安全性、有效性有待于做进一步的双盲、安慰剂对照、多中心研究评价。

参考文献

［1］Micheli F,Scorticati MC,Raina G. Beneficial Effects of Botulinum Toxin Type A for Patients with Painful Tic Convulsif［J］. *Clin Neuropharmacol*, 2002,25(5):260 – 262.

［2］Guardiani E, Sadoughi B, Blitzer A, et al. A New Treatment Paradigm for Trigeminal Neuralgia Using Botulinum Toxin Type A ［J］. *Laryngoscope*, 2014,124(2): 413 – 417.

［3］邵建锋,罗蔚锋. A 型肉毒毒素与微血管减压术治疗原发性三叉神经痛的临床疗效分析［D］. 苏州:苏州大学,2012.

［4］Jannetta PJ. Arterial Compression of the Trigeminal Nerve at the Pons in Patients with Trigeminal Neuralgia［J］. *J Neurosurg*, 2007,107(1): 216 – 237.

［5］Devor M, Govrin-Lippmann R, Rappaport ZH. Mechanism of Trigeminal Neuralgia: an Ultrastructural Analysis of Trigeminal Root Specimens Obtained during Microvascular Decompression Surgery[J]. *J Neurosurg*,2002,96(3):532 – 543.

[6] Jorns TP, Zakrzewska JM. Evidence-based Approach to the Medical Management of Trigeminal Neuralgia[J]. *Br J Neurosurg*, 2007, 21 (3):253 – 261.

[7] Bond AE, Zada G, Gonzalez AA, et al. Operative Strategies for Minimizing Hearing Loss and other Major Complications Associated with Microvascular Decompression for Trigeminal Neuralgia[J]. *World Neurosurg*,2010,74(1):172 – 177.

[8] Cutrer FM,Sandroni P, Wendelschafer-Crabb G. Botulinum Toxin Treatment of Cephalalgia Alopecia Increases Substance P and Calcitonin Gene-related Peptide-containing Cutaneous Nerves in Scalp[J]. *Cephalalgia*,2010,30(8):1000 – 1006.

(徐莹莹,张琪林,毛成洁,胡伟东,周旭平,罗蔚锋)
(本文原载于《中华医学杂志》2015 年第 95 卷第 25 期)

Endoscopic Ultrasonography-Guided Intrapyloric Injection of Botulinum Toxin to Treat Diabetic Gastroparesis

A 31-year-old woman was admitted into the endocrinology department of our hospital presenting with nausea and vomiting for 1 day on 17 January 2016. She had a medical history of diabetes (type 1) for 10 years, recurrent diabetic ketoacidosis in the past several years, and gastroparesis for 1 year. When hospitalized for 7 days of treatment with metoclopramide, insulin, and vitamin B_{12} etc. nausea and vomiting were not relieved. On 25 January 2016, guided by a linear endoscopic ultrasound (EUS, EG-530UT, FUJIFILM SU 8000; Fujifilm Corporation, Tokyo, Japan), we injected 1 mL botulinum toxin (Lanzhou Institute of Biological Products, Lanzhou, China) diluted with normal saline (25 U/mL) into the pyloric sphincter in a four-quadrant manner with a 22-gauge needle (NA-200H-8022; Olympus, Tokyo, Japan) (Fig. 1). The patient noted an obvious improvement in symptoms and did not experience nausea and vomiting in the 4-month follow up.

Since 2002, based on the hypothesis that a decrease in pyloric resting pressure would improve gastric emptying in patients with diabetic gastroparesis, endoscopic intrapyloric botulinum toxin injection (IPBI) has been suggested as a good approach to be used in clinical practice[1]. However, in several studies, the clinical results of IPBI were not coincident and satisfactory[2,3]. Ukleja et al[4] suggested that differences in patient selection, doses and method of giving botulinum toxin caused the conflicting results. In this report, it was supposed that the effect of IPBI would be better when administration of botulinum toxin was guided by EUS, as EUS

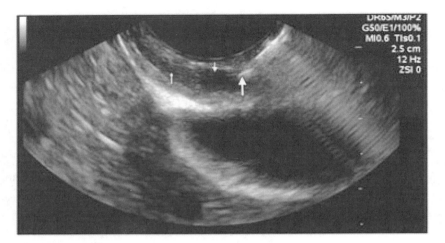

Fig. 1 Linear array endoscopic ultrasonography-guided botulinum toxin injection by a 22-gauge needle (large arrow) into the muscularis propria (small arrow) in a patient with diabetic gastroparesis. Anechoic area around the needle (medium arrow) is because of infiltration of botulinum toxin.

can help us carry out a more precise and directed delivery of botulinum toxin into the muscularis propria of the pyloric sphincter. To our knowledge, there were no prior reports describing the efficacy of EUS-guided injection of botulinum toxin for diabetic gastroparesis.

Authors declare no conflicts of interest for this article.

References

[1] Clarke JO, Snape WJ. Pyloric Sphincter Therapy: Botulinum Toxin, Stents, and Pyloromyotomy [J]. *Gastroenterol Clin North Am*, 2015, 44(1): 127 – 136.

[2] Friedenberg FK, Palit A, Parkman HP, et al. Botulinum Toxin A for the Treatment of Delayed Gastric Emptying[J]. *Am J Gastroenterol*, 2008, 103(2): 416 – 423.

[3] Arts J, Holvoet L, Caenepeel P, et al. Clinical Trial: a Randomized-controlled Crossover Study of Intrapyloric Injection of Botulinum Toxin in Gastroparesis[J]. *Aliment Pharmacol Ther*, 2007, 26

(9): 1251 – 1258.

[4] Ukleja A, Tandon K, Shah K, et al. Endoscopic Botox Injections in Therapy of Refractory Gastroparesis[J]. *World J Gastrointest Endosc*, 2015, 7(8): 790 – 798.

Supporting Information

ADDITIONAL SUPPORTING INFORMATION may be found in the online version of this article at the publisher's website:

Video S1. Linear array endoscopic ultrasonography-guided botulinum toxin injection by a 22-gauge needle into the muscularis propria in a patient with diabetic gastroparesis.

(Guojian Yin, Wen Tan and Duanmin Hu)
[本文原载于 *Digestive Endoscopy*, 2016, 28(7)]

Treatment of Diabetic Gastroparesis with Botulinum Toxin Injection Guided by Endoscopic Ultrasound in a Patient with Type 1 Diabetes: the First Report

Key words: type 1 diabetes; diabetic gastroparesis; botulinum toxin A

1 Introduction

Diabetic gastroparesis is a well-recognized diabetic automatic neuropathy characterized by the delay of gastric emptying without gastric outlet obstruction. Upper gastrointestinal symptoms have been reported by up to 19% of diabetic patients, and 48%~65% of these patients have been shown to have diabetic gastroparesis[1]. The cardinal symptoms include postprandial fullness, nausea, vomiting, and bloating. These symptoms caused by diabetic gastroparesis may result in malnutrition, malasorbtion, impaired glucose control, and a poor quality of life. Patients with refractory diabetic gastroparesis who experience severe symptoms are not able to maintain sufficient nutritional intake and easily cause ketosis. Previous study revealed that diabetic gastroparesis was associated with higher mortality, morbidity, increased hospitalizations, emergency department, and doctor visits[2]. Primary treatment for diabetic gastroparesis includes correction of exacerbating factors, nutritional support, pharmacologic therapy, and surgical therapy. However, these options for patients have limitations such as high recurrence rate and various side effects. Botulinum toxin A injection is an alternative option for the treatment of diabetic gastroparesis by reducing intrapyloric muscular tone. Botulinum toxin A injection into the pyloric muscle was usually guided by endoscopies in previous studies. The limitations of endoscopic botulinum toxin A injection include uncertain depth of injection and the potential risk of perforation. Here, we present a case of intrapyloric botulinum toxin A injection guided by endoscopic ultrasound (EUS) in a patient with diabetic gastroparesis.

2　Case report

A 31-year-old woman with 11-year history of type 1 diabetes was frequently hospitalized for intractable vomiting and nausea. Diabetic gastroparesis was diagnosed 2 years ago according to these symptoms. She followed dietary advice to take small piece of foods or food items that could easily be processed into small particle size. She also received persistent treatment with erythromycin and metoclopramide. However, all of the above therapy was eventually failed. The patient was totally admitted to hospital for 4 times because of the intractable nausea and vomiting last year. Her glycemic control was poor, and the HbA1c readings were persistently over 8%.

We optimized the glucose and electrolyte levels when she was admitted to hospital. Considering her recurrent symptoms of diabetic gastroparesis, she was given botulinum toxin A injection guided by EUS. After signing the informed consent before treatment, she underwent esophagogastroduodenoscopy to rule out mechanical obstruction, 50 units of botulinum toxin was injected into each of the four quadrants with a sclerotherapy needle guided by EUS (Fig. 1). The patient tolerated the procedure well without any complication such as acute allergic and neurological reactions as reported. She was given a liquid diet next day and then advanced to a solid food. When the patient was discharged 2 days after injection, she reported that she was able to eat a regular diet without any nausea or vomiting. Subsequent response to botulinum treatment was assessed using standardized questionnaires including gastroparesis cardinal symptom index (GCSI), viscus sensitive index (VSI), hospital anxiety and depression scales (HARDS), and patient assessment of upper gastrointestinal disorders QOL (PAGI-QOL) before botulinum toxin A injection and follow-up at 3 months. We also required patient to receive gastric emptying scan before and after the toxin injection but she refused. The patient noted an improvement in symptom scores and did not undergo severe nausea and vomiting in the 3-month follow-up. The HbA1c level was also controlled under 8% at 3-month follow-up.

3   Discussion

Diabetic gastroparesis is a well-recognized disorder as delay of gastric emptying without any gastric outlet obstruction. Diabetic gastroparesis is a recognized but poorly characterized diabetic complication, and its clinical relevance is increasing due to extensive studies conducted in the diabetic community. Key principles in the management of diabetic gastroparesis are the correction of exacerbating factors and the use of prokinetics and symptomatic therapies. Traditionally prokinetics, metoclopramide, domperidone, and cisapride, are widely used in the treatment of diabetic gastroparesis. However, current pharmacologic therapy has limitations such as side effects and recurrent symptoms. Therefore, novel therapies are needed when they do not respond to traditional drug therapy. Recent studies indicated that interstitial cells of Cajal and circulating IGF-I/IGFBP3 might be potential therapeutic target of diabetic gastroparesis[3,4]. But few clinical studies evaluated the efficiency of these novel therapies. Based on the observation of pylorospasm in patients with diabetic gastroparesis, pyloric interventions as non-pharmacologic therapies could improve gastric emptying and symptoms. Pyloric interventions mainly include botulinum toxin injection, endoscopic placement of a transpyloric stent, laparoscopic pyloroplasty, and gastric per-oral endoscopic myotomy. In contrast to drug therapy and other pyloric interventions, botulinum toxin injection is an easily performed procedure with better patient compliance. Botulinum toxin

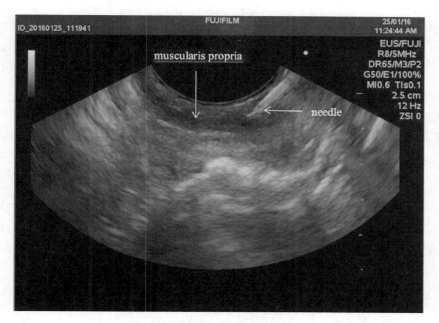

Fig. 1　EUS-guided injections of BTA into gastric antral muscularis propria.

is a neurotoxin that inhibits the calciumdependent release of acetylcholine from cholinergic nerve terminals, leading to muscle paralysis. Botulinum toxin injection has been found to be safety and effective in the treatment of patients with diabetic gastroparesis[5].

In previous studies, many patients needed more than one injection in order to treat recurrent symptoms. The potential explanation for the repeating injections might be the inaccuracy depth of injection in the gastric wall. Endoscopic ultrasound (EUS) guidance would help to assure the botulinum toxin A be injected in the muscularis propria of the gastric wall and clarify the location at which BTA is deposited which may optimize the efficacy. Whether the accurate injection guided by endoscopic ultrasound could reduce the repeated injections requires further evaluation. It should be noted that the patient refused to receive gastric emptying scan to evaluate the changes in gastric emptying. Although symptom questionnaires were the most widely used method for assessing the efficiency of botulinum treatment and quality of life in patients with diabetic gastroparesis, lack of evidence of histology picture and gastric emptying scan was the limitation of our study.

To our knowledge, no published study has assessed the use of endoscopic ultrasound-guided botulinum toxin injection to the pylorus in patients with diabetic gastroparesis. In this case, endoscopic ultrasound-guided botulinum toxin injection to the pylorus is a useful and safe therapy for our patient with severe diabetic gastroparesis.

Acknowledgments　The work was supported by the grants from The National Natural Science Foundation of China (81471041), The Natural Science Foundation of Jiangsu Province (No. SBK201340560), and The Natural Science Foundation for Colleges and Universities in Jiangsu Province (No. 13KJB320017).

4　Compliance with ethical standards

Conflict of interest　The authors declare no conflicts of interest.

Ethical approval　All procedures performed in studies involving human participants were in accordance with the ethical standards of the institutional and/or national research committee and with the 1964 Helsinki declaration and its later amendments or comparable ethical standards.

Informed consent　Informed consent was obtained from all patients for being included in the study.

References

[1] Hasler WL. Gastroparesis: Pathogenesis, Diagnosis and Management[J]. *Nat Rev Gastroenterol Hepatol*, 2011, 8(8): 438 – 453.

[2] Koch KL, Calles-Escandón J. Diabetic Gastroparesis [J]. *Gastroenterol Clin North Am*, 2015, 44(1): 39 – 57.

[3] Moraveji S, Bashashati M, Elhanafi S, et al. Depleted Interstitial Cells of Cajal and Fibrosis in the Pylorus: Novel Features of Gastroparesis[J]. *Neurogastroenterol Motil*, 2016, 28(7): 1048 – 1054.

［4］D'Addio F, La Rosa S, Maestroni A, et al. Circulating IGF-I and IGFBP3 Levels Control Human Colonic Stem Cell Function and are Disrupted in Diabetic Enteropathy［J］. *Cell Stem Cell*, 2015, 17（4）: 486 – 498.

［5］Lacy BE, Crowell MD, Schettler-Duncan A, et al. The Treatment of Diabetic Gastroparesis with Botulinum Toxin Injection of the Pylorus［J］. *Diabetes Care*, 2004, 27（10）:2341 – 2347.

（Heming Guo, Chen Fang, Yun Huang, Honghong Zhang, Xiaohong Chen, Duanming Hu, Ji Hu）

［本文原载于 *Acta Diabetologica*,2017,54（5）］

浅析循证护理在 A 型肉毒毒素治疗面肌痉挛患者健康宣教中的应用

目的：研究与分析循证护理在 A 型肉毒毒素治疗面肌痉挛患者健康宣教中的应用价值。

方法：随机抽选 2017 年 10 月 12 日至 2018 年 4 月 26 日门诊接受 A 型肉毒毒素治疗的 470 例原发性面肌痉挛患者,依照不同护理方式及患者实际护理意愿划分组别。研究组($n = 240$)采用循证护理模式,加强健康宣教;对照组($n = 230$)采用常规护理。将两组的健康知识知晓情况进行评价与比较。

结果：相比于对照组,研究组的健康知识知晓率得到明显提升($P < 0.05$)。

结论：在 A 型肉毒毒素治疗面肌痉挛患者中采用循证护理模式,通过加强健康宣教,有助于提高患者对自身疾病健康知识的正确认知力,了解治疗期间可能会发生的事件、处理方式及治疗全程中的相关注意事项。

关键词：循证护理;A 型肉毒毒素;面肌痉挛;健康宣教

Application of Evidence-based Nursing in Health Education of Hemifacial Spasm Patients Treated with Botulinum Toxin Type A

Objective：To study and analyze the value of evidence-based nursing in the health education of patients with hemifacial spasm treated with botulinum toxin type A.

Method：Randomly selected 470 patients with idiopathic hemifacial spasm treated by botulinum toxin type A from October 12, 2017 to April 26, 2018. Groups were divided according to different nursing methods and patients' actual care intention. The study group ($n = 240$) adopted evidence-based nursing mode to strengthen health education, while the control group ($n = 230$) received routine nursing. The health knowledge of the two groups was evaluated and compared.

Results：Compared with the control group, the knowledge rate of the study group was significantly improved ($P < 0.05$).

Conclusion：Evidence-based nursing model is used in the treatment of hemifacial spasm patients with type A botulinum toxin. Through strengthening health education, it will help improve the patient's correct knowledge of their own disease health knowledge, and understand the possible events during the treatment period, as well as the way of handling and related matters needing attention.

Key words：evidence-based care；type A botulinum toxin；hemifacial spasm；health education

一、引言

面肌痉挛(HFS)是指单侧面部不自主抽搐,且呈不规则、阵发性,精神紧张、疲劳等可使病情加重[1]。在本次研究中,研究与分析循证护理在 A 型肉毒毒素治疗面肌痉挛患者健康宣教中的应用价值,报告如下。

二、资料与方法

(一) 一般资料

随机抽选 2017 年 10 月 12 日至 2018 年 4 月 26 日来门诊接受 A 型肉毒毒素治疗的 470 例原发性面肌痉挛患者,依照不同护理健康宣教方式及患者实际意愿划分组别。研究组($n = 240$)中,男性 105 例,女性 135 例;年龄 27~75 岁,平均(56.12 ± 2.03)岁;病程 3 个月至 20 年,平均(9.11 ± 3.49)年;对照组($n = 230$)中,男性 89 例,女性 141 例;年龄 26~75 岁,平均(55.79 ± 2.16)岁;病程 3 个月至 21 年,平均(8.62 ± 2.33)年。两组的一般临床资料通过统计学分析,结果得出 $P > 0.05$,可进行对比研究与讨论。

（二）方法

对照组（$n=230$）采用常规护理，即心理疏导、皮肤护理指导、简单宣教等。研究组（$n=240$）采用循证护理模式，加强健康宣教，其具体护理措施如下。

1. 循证护理

组建循证护理小组，寻找循证问题依据。根据不同患者的实际情况，并与自身护理经验结合，对该项治疗护理进行全面、有效的评估，查找大量文献检索资料、寻找上述循证问题的科学依据[2]，制定出一套科学、合理、有效的护理健康宣教预案。

2. 健康宣教

（1）初诊告知宣教。告知患者该项治疗的目的、方法和注意事项及本院开展情况。指导初诊患者挂神经内科号就诊，治疗日挂"A 型肉毒毒素治疗门诊"号，发放护理告知书。

（2）治疗前强化宣教。指导患者及其家属知情同意签名，再次详细讲解其中所包含的内容，包括注射后可能会产生的不良反应等情况[3]，帮助患者正确理解并提高其配合治疗的主动性与积极性。另外，让患者了解 A 型肉毒毒素的取药和冷运须知、药物的注射过程。药物注射部位在面部，由于面部皮肤层较薄，疼痛感会较为明显，因此要提醒患者为药物注射所带来的疼痛感做好充分的心理准备，不要空腹注射治疗，注射时不要因疼痛移动头部，以免发生意外。

（3）注射区域的护理宣教。恰当合理的按压可尽量避免出现皮下出血现象，每个注射点采取点式按压。告知患者特别注意不得对注射部位进行揉搓，以防加重皮下出血或使药物向其他部位扩散，从而引发一系列不良反应；若发现注射点有出血现象，要配合护士延长按压时间。体位与血压关系原理及实践经验表明，注射后迅速坐起，止血按压时间较平卧止血所需时间明显缩短，指导患者予以配合。还有患者常易忽视的事项，如：擦过眼泪的棉签不能按压针眼；注射当日脸部禁涂化妆品，注射部位 24 h 内不抓挠、不用毛巾擦洗等。

（4）治疗后宣教。注射完成后，通常起效时间可维持半年左右，之后症状可复发[4]。告知患者个别可能会出现一过性眼肌下垂、面肌无力、口角轻度歪斜、眼干、眼睑闭合不全等情况,在2~9周后可自行消退,完全恢复,使患者及家属缓解或解除由此产生的紧张、焦虑等负性情绪。对于眼睑闭合不全者,可用红霉素眼药膏涂眼并盖纱布,以防暴露性角膜炎的发生[5]。若发现嘴角向健侧歪斜影响进食,采用健侧慢嚼法,1~2个月后即可逐渐正常进食。注射后告知患者观察有无皮疹、痒感、红肿等,30 min后再离院;同时严密观察是否存在潜在全身反应,一旦出现呼吸困难、抬头困难、吐字不清等症状则须立即救治[6]。

(5)复诊指导。由于复诊治疗间隔时间必须在3个月以上,容易忘记各项事宜,因此要加强复诊指导。目前我院A型肉毒毒素国产和进口规格均为100 U/支,而多数患者只需要50 U(半支药),考虑到患者的经济压力及提倡节约、反对浪费,患者两人一组取药后,分开配制备用。部分患者常因遗忘复诊时间、地点、禁忌证、费用等徒增不必要的烦恼,所以医务人员特意详写A型肉毒毒素治疗护理告知书,对文化程度低的患者落实到其家属,讲解并指导复诊,通过"A型肉毒毒素治疗护理知情表"登记情况,进行循证护理[7~8]。

3. 统计学方法

在SPSS 21.0统计软件中算出本次研究所有数据。计量资料用均数±标准差($\bar{x}\pm s$)表示,计数资料用率(%)表示,采用t和χ^2检验,以$P<0.05$为差异有统计学意义。

三、结果

两组的健康知识知晓情况:相比于对照组,研究组的健康知识知晓率得到明显提升($P<0.05$),具有统计学差异,详见表1。

表1　研究组和对照组的健康知识知晓情况比较[n(%)]

组别	n	疾病知识率	注意事宜知晓率	自我护理能力	情绪知晓率
研究组	240	235(97.92)	233(97.08)	231(96.25)	228(95.00)
对照组	230	179(77.83)	182(79.13)	168(73.04)	172(74.78)
χ^2		18.9401	15.3721	20.7238	15.9372
P		0.0000	0.0000	0.0000	0.0000

107

四、体会

采用 A 型肉毒毒素治疗面肌痉挛患者,应用循证护理模式,加强健康宣教,将循证依据与临床护理实践相结合,并制订最佳护理方案[6],一方面可使护理人员的工作方式更加科学化、规范化,通过查阅文献、资料等方式,了解患者在治疗全程中的注意事项以及可能会出现的不良反应等,再与患者的实际情况进行有机结合,最终形成一套科学合理的护理决策[9];另一方面,该项门诊治疗涉及分诊台和治疗室等多岗位人员,避免了实际工作中的局限性及主观盲目性。

本研究表明,相比于对照组,研究组的健康知识知晓率得到明显提升,提示循证护理在治疗面肌痉挛患者健康宣教中可帮助患者树立正确的认知,使健康教育体现知、信、行的完整性。

综上所述,在 A 型肉毒毒素治疗面肌痉挛患者中采用循证护理模式,通过加强健康宣教,有助于提高患者对自身疾病健康知识的正确认知,了解治疗期间可能会发生的事件、处理方式及治疗全程中的相关注意事项。

参考文献

[1] 滕海英,曹丽霞,王洋,等.A 型肉毒素治疗面肌痉挛 32 例临床观察[J].中国病案,2016,17(12):94 - 96.

[2] 刘剑英,苏智勇,王涛,等.A 型肉毒素局部注射治疗单纯性面肌痉挛的疗效分析[J].中国医疗美容,2016,6(2):43 - 44.

[3] 马英,胡细枚,袁裕钧,等.A 型肉毒毒素治疗偏侧面肌痉挛临床分析[J].实用药物与临床,2016,19(5):584 - 587.

[4] 蒋雄伟,孙丽娟,戈宝佳.复方樟柳碱与 A 型肉毒素治疗面肌痉挛的临床对比研究[J].世界最新医学信息文摘,2015,15(35):73.

[5] 罗蔚锋.A 型肉毒毒素临床应用的安全性研究[M].苏州:苏州大学出版社,2018:36 - 37.

[6] 纪婕,鲁俊,胡翠琴.集束化护理在 A 型肉毒素治疗脑卒中后下肢痉挛患者中的应用[J].护理实践与研究,2018,15(1):31 - 33.

[7] 许蕾.面肌痉挛微血管减压术治疗中循证护理的临床应用效

果分析[J].中国实用医药,2017,12(17):169-170.

[8] 叶小斌,阎阳天,张倩倩,等.黛力新联合 A 型肉毒素治疗面肌痉挛临床观察[J].中国社区医师,2017,33(20):31-32.

[9] 李俭普.面肌痉挛显微血管减压术治疗临床分析[J].医学理论与实践,2016,29(6):738-739.

（陈政昱）

（本文原载于《智慧健康》2018 年第 14 期）

A 型肉毒毒素治疗帕金森病合并贲门失弛缓症 （附1例报告及文献复习）

目的：报道1例 A 型肉毒毒素治疗帕金森病合并贲门失弛缓症病例的临床资料，探讨 A 型肉毒毒素治疗贲门失弛缓症的疗效。

方法：对1例帕金森病合并贲门失弛缓症患者，在全身麻醉、胃镜引导下于贲门齿状线上方3、6、9、12 钟点方向分别注射 A 型肉毒毒素各25 U，共计100 U。结合文献复习，分析患者治疗前后的临床表现特征。

结果：经 A 型肉毒毒素治疗54 天后，患者吞咽困难/伴有食物反流、胸骨后疼痛等症状较前明显好转。

结论：对并发贲门失弛缓症的老年帕金森病患者而言，A 型肉毒毒素治疗是一种较好的抉择。

Botulinum Toxin Type A in the Treatment of Parkinson's Disease Combined with Achalasia of the Cardia： A Case Report and Literature Review

Objective：A case of botulinum toxin type A in the treatment of Parkinson's disease combined with achalasia was reported to discuss the clinical efficacy of botulinum toxin type A in the treatment of achalasia.

Methods：In a case of Parkinson's disease with achalasia in patient under general anesthesia and gastroscopy, in cardiac cardiomyopathy line 3, 6, 9, 12 hour spots were injected with botulinum toxin each 25 U, a total of 100 U.

Results：Botulinum toxin A treatment for 54 days, the patient with dysphagia, accompanied by regurgitation of food, retrosternal pain and other symptoms was significantly improved.

Conclusion：The use of botulinum toxin A is a choice for the elderly patients with achalasia.

帕金森病(Parkinson's disease,PD)合并贲门失弛缓症(achalasia of the cardia)临床较少见。文中报道 PD 合并贲门失弛缓症患者的临床资料及应用 A 型肉毒毒素治疗 PD 合并贲门失弛缓症患者的疗效。

一、临床资料

病史 患者住院号: 649×××。女性,80 岁。因"肢体不自主抖动、行动迟缓 13 年,吞咽困难、呕吐 1 年"于 2017 年 7 月 24 日收入苏州大学附属第二医院(我院)。

现病史 患者 13 年前无明显诱因出现右下肢抖动,静止时明显,紧张时加重,睡眠中消失,于我院诊断为 PD,予以美多芭 62.5 mg,tid 治疗后,症状稍有改善;半年后逐渐出现右上肢抖动,调整抗 PD 药物后肢体抖动较前好转。5 年前,患者行动迟缓明显加重,起步困难,转身困难,行走时易跌倒。1 年前,患者无明显诱因出现间歇性吞咽困难,以固态食物为主,逐渐出现进食流质困难,并伴有呕吐、食物反流,常为餐后,反流物常为黄色流质样宿食或当餐食物,伴有大量唾液,每日呕吐数次,同时伴有胸骨后疼痛;近 2 个月饮水后亦出现食物反流,进食量较前明显减少。病程中患者消瘦、不思饮食、便秘。

既往史 既往有血压偏高史,曾行阑尾切除术,无糖尿病和心脏病病史,无药物、食物过敏史。

体格检查 体温 36.8℃,脉搏 80 次/分,呼吸 22 次/分,血压 131/79 mmHg(1mmHg = 0.133 kPa)。结膜未见水肿,巩膜、皮肤无黄染。未触及肿大浅表淋巴结。气管居中,未触及甲状腺肿大。双肺呼吸音清,未闻及明显干、湿啰音。腹平软、无压痛及反跳痛。脊柱及关节无畸形。

神经系统检查 神志清楚,表情淡漠,双侧瞳孔等大等圆,直径约 2.0 mm,对光反射灵敏,语调偏低,双侧鼻唇沟对称,伸舌居中,颈强直,右上肢及口下颌不自主抖动,四肢肌张力稍增高,四肢肌力 5 级,偏身浅感觉、双侧指鼻试验、跟膝胫试验均正常,双侧 Babinski 征(-),起步及转身困难,双上肢连带运动减少,双下肢行走稍拖步。

实验室检查　血常规:白细胞计数 $3.9 \times 10^9/L$、红细胞计数 $3.59 \times 10^{12}/L$、血红蛋白 $107\ g \cdot L^{-1}$。电解质:钠 $146.1\ mmol \cdot L^{-1}$、钾 $3.45\ mmol \cdot L^{-1}$。N-末端脑钠肽前体 $937\ pg \cdot mL^{-1}$。凝血功能:血小板计数 $125 \times 10^9/L$;凝血酶原时间 $14.8\ s$、部分凝血活酶时间 $40.0\ s$、凝血酶时间 $16.1\ s$、纤维蛋白原 $3.080\ g \cdot L^{-1}$、国际标准化比值 1.17、D-二聚体 $0.70\ \mu g \cdot mL^{-1}$。肿瘤标记物:铁蛋白(Fer)$261.60\ ng \cdot mL^{-1}$、CYFRA211 细胞角蛋白 19 片段 $3.47\ ng \cdot mL^{-1}$。甲状腺功能:$FT_3\ 2.68\ pg \cdot mL^{-1}$、$FT_4\ 1.44\ ng \cdot dL^{-1}$、$TSH\ 0.17\ \mu U \cdot mL^{-1}$;糖化血红蛋白 5.9%。肝功能、肾功能、电解质、血脂均正常。

影像学检查　腹部 B 超未见明显异常。胸部 CT 平扫提示食管全段显著扩张,扩张最宽处直径约 $7.3\ cm$,内见大量食糜(图 1)。上消化道欧苏造影:口服欧苏造影剂后观察,食管下段贲门部呈细条状改变,造影剂通过不畅,其上方食管明显扩张改变(图 2)。

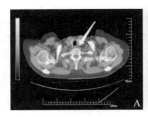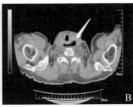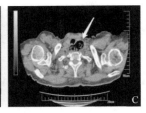

图1　胸部 CT 平扫

Fig. 1　Chest CT.

注:A 为正常人,正常食管在胸部 CT 上呈圆形软组织影;B 和 C 为患者(白色箭头指食管),胸部 CT 示食管全程显著扩张,扩张最宽处直径约 $7.3\ cm$,内见大量食糜,贲门部未见明显肿块,相邻气管及纵隔内结构未受压移位,扩张食管段的管壁厚度基本正常。

Notes:A. The normal esophagus, with a circular soft tissue on the CT of the chest;B, C. The chest CT showed significant esophageal expansion, the diameter of the widest part about 7.3 cm, a lot of chime being seen, no obvious department of mass in cardia, the adjacent trachea and mediastinum structure without compression, the thickness of the expansion esophageal wall basically normal.

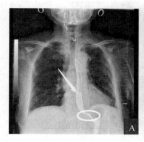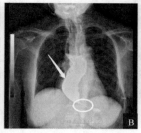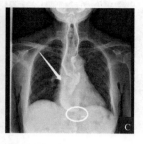

图 2　上消化道造影（白色箭头示食管,白色椭圆形指贲门下段）

Fig. 2　Upper gastrointestinal tract angiography（white arrowhead refered to the esophagus, the white oval refered to the lower part of the inferior segment of the cardia）.

注:A 为正常人,口服钡剂后观察,食道通过顺利,轮廓光整,黏膜皱襞清晰,未见明显异常,贲门开放自如。胃充盈佳,胃壁柔软。B 为治疗前,因患者吞咽困难非常严重,避免加重症状,将钡餐造影剂改为欧苏造影剂,口服欧苏造影剂后观察,食管下段贲门部呈细条状改变,造影剂通过不畅,其上方食管明显扩张改变,管壁尚光整,腔内小气泡影,胃张力尚可,胃内造影剂相对不多,胃黏膜涂抹欠佳。C 术后复查,与前片比较,食管下段贲门部细条状较前稍有改变,上方食管未见明显变化,仍明显扩张。

Notes:A. Normal control. After oral barium, barium passed the esophagus smoothly, the outline of the esophagus was smooth and its mucous folds were clear, no obvious abnormality was found, and the cardia was open and comfortable. The stomach was filling and soft. B. Before the treatment, due to the patients with severe dysphagia, barium meal contrast agent was changed to Osu contrast agent to avoid aggravating symptoms. After oral administration of Osu contrast agent, lower esophageal cardia was strip-like changes with poor contrast agent passing, the top of the esophagus was significantly expanded, the wall was still smooth, stomach tension was fair. C. After the treatment, compared with the former, the lower strip of esophageal cardia section had slightly changed, the upper esophagus still showed significantly expansion.

胃镜检查　食管腔内滞留中至大量黄色泥状物质涂布整个食管黏膜,至食管下段黄色泥状物质明显增多(图 3)。

Eckardt 评分　依据患者是否有体质量减轻、吞咽困难、胸骨后疼痛、反流发生的临床症状,采用 Eckardt 评分[1]进行评价(表 1)。评分 0~3 分是根据每一项症状来评分,如:病例体质量减轻超过 10 kg,并且每餐都有吞咽困难、胸骨后疼痛和反流,评分总分为 12 分,级别就是Ⅲ级。Eckardt 评分≤3 分为有效。本例患者 Eckardt 评分为 10 分,属于Ⅲ级。

诊断　依据患者临床症状及影像学检查诊断为贲门失弛缓症。

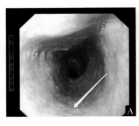
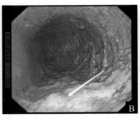
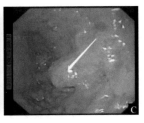

图3　胃镜（白色箭头示食管）

Fig. 3　Gastroscope（the esophagus indicated by white arrowhead）.

　　注：A 为正常人食道，食管通畅，黏膜光滑柔软，血管纹理清晰，管壁蠕动正常，齿状线清晰；B 和 C 为患者食管中、下段，食管腔内滞留中至大量黄色泥状物质涂布整个食管黏膜，食管下段黄色泥状物质明显增多，严重影响视野。

　　Notes：A. normal esophagus：smooth esophageal，mucosa smooth and soft，clear vascular texture，wall peristalsis normal，clear dentate line；B，C. the middle and lower part of the esophagus of the patient：a large amount of yellow mud like substance were coated in the esophageal lumen，and the whole esophageal mucosa were coated，and the yellow mud like substance on the lower part of the esophagus increased significantly，which seriously affected the visual field.

表1　贲门失弛缓症 Eckardt 评分

Tab. 1　Eckardt Score of Achalasia of the Cardia

评　分 Score	症　状 Symptom			
	体质量减轻（kg） Body Mass Reduction（kg）	吞咽困难 Dysphagia Diffcult	胸骨后疼痛 Pain after Sternum	反流 Reflux
0	无	无	无	无
1	＜5	偶尔	偶尔	偶尔
2	5～10	每天	每天	每天
3	＞10	每餐	每餐	每餐

　　注：0 级为 0～1 分；Ⅰ级为 2～3 分；Ⅱ级为 4～6 分；Ⅲ级为 ＞6 分。

　　Notes：Grade 0,0～1 points；Grade Ⅰ,2～3 points；Class Ⅱ,4～6 points；Grade Ⅲ,＞6 points.

　　治疗　2017 年 8 月 2 日，在全身麻醉下胃镜引导于贲门齿状线上方 3、6、9、12 钟点方向分别注射 A 型肉毒毒素（保妥适）每瓶 100 U，以 0.9% 灭菌生理盐水 4 mL 稀释 100 U 的 A 型肉毒毒素，每点注射 25 U，共 100 U（图 4）。设备类型：胃镜。设备明细：OLYMPUS-240。内镜号：201708015302。镜号：2。注射针：23 G 内镜下注射针（5 mL 注射器）。术后转入重症监护室加强治疗，予预防性抗感染、胃肠减压、抑酸护胃、清除氧自由基、营养支持等治疗，患者病情平稳后由流质逐渐过渡到糊状，未见明显反流。

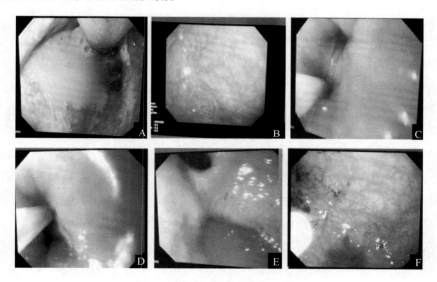

图 4　胃镜下 A 型肉毒毒素注射

Fig. 4　Injection of botulinum toxin type A under gastroscope.

注：A、B 系治疗前，C、D 系治疗中，E、F 系治疗后。设备类型：胃镜。设备明细：OLYMPUS-240；内镜号：201708015302；镜号：2；注射针：23 G 内镜下注射针（5 mL 注射器）。治疗用 A 型肉毒毒素（保妥适）：100 U/瓶，以 0.9% 生理盐水 4 mL 稀释 A 型肉毒毒素 100 U，每点注射 25 U。

Notes：A-B，Before treatment；C-D，Under treatment；E-F，Post-treatment. Equipment type：gastroscope. Equipment details：OLYMPUS-240；Endoscopy number：201708015302；Mirror number：2. Injection needle：23 G endoscopic injection needle（5 mL syringe）. Therapeutic botulinum toxin type A（BOTOX）：100 U/ bottle，100 U botulinum toxin diluted with 4 mL 0.9% sterile saline，25 U at each point.

随访　2017 年 9 月 26 日患者门诊复诊：吞咽困难较前好转，反流、胸骨后疼痛基本消失，Eckardt 评分 3 分，降至 I 级，较前明显改善。复查上消化道欧苏造影，较入院时相比，食管下段贲门部细条状较前稍有改变，上方食管未见明显变化，仍明显扩张（图 2C）。

二、讨论

本病例为老年女性,以"肢体不自主抖动、行动迟缓 13 年,吞咽困难、呕吐 1 年"为主要临床表现。患者于 1 年前出现吞咽困难,以固态食物为主,后进食流质食物也逐渐出现困难,伴有食物反流,胸骨后疼痛。结合胸部 CT、上消化道欧苏造影、胃镜检查等确诊为贲门失弛缓症。

PD 是一种进行性神经退行性疾病,好发于中老年人,临床主要特征为震颤、运动障碍、肌强直、姿势步态异常。近年来,越来越多的研究发现 PD 的非运动症状很多,如感觉异常、认知功能障碍、精神症状、睡眠障碍、消化道症状等。在 PD 患者中吞咽功能障碍常见于流涎患者[2],发生率为 35% ~ 50%,甚至达 82%[3]。有报道通过放射学及食管测压发现,在 PD 合并有吞咽困难的病例中,食管上段出现运动功能障碍,食管括约肌存在较高振幅和频率的收缩,以致食管的肌张力增强,食管下段括约肌失弛缓[4]。根据食管肌电图研究 PD 患者吞咽困难,发现食团通过口咽部时明显延迟,吞咽反射延迟致吞咽困难,随着PD 的疾病进展,吞咽困难逐渐加重,考虑由自主神经障碍引起[5]。但PD 患者同时合并有以吞咽困难为主要表现的贲门失弛缓症较少见。

贲门失弛缓症是一种良性特发性 Auerbach's plexus 神经元退化性疾病[6,7],是一种严重的食管动力障碍性疾病。贲门失弛缓症可以发生在任何年龄段,成年人每年发病率为 0.30/10 万 ~ 1.63/10 万[8,9],不足 16 岁的青少年约为 0.18/10 万[10],发病高峰发生在 30 ~ 60岁[11],也有病例报道 2 个月的患儿发生此病[12]。发病无明显的种族和性别差异[9,13]。

贲门失弛缓症以吞咽时食管正常蠕动消失和食管下括约肌(lower esophageal sphincter)不能松弛为主要特征,以致食管功能性梗阻,唾液及食物潴留在食管腔内。临床上表现为不同程度的吞咽困难、食物反流、胸骨后疼痛、体质量减轻,甚至出现食物反流误吸入气管致咳嗽、肺炎等并发症,严重影响患者的生活质量。贲门失弛缓症的病因学尚未完全了解,但被认为是继发于神经节细胞损失的远端食管中的抑制性和兴奋性神经递质之间的不平衡,非肾上腺素、非胆碱能抑制神经节细胞的缺失,导致乙酰胆碱和 P 物质功能的不拮抗导致食管下括约肌失弛缓[14]。

贲门失弛缓症的诊断依靠其临床表现及辅助检查,如高分辨食管测压(high resolution manometry)、内镜、上消化道造影、CT、MRI。高分辨食管测压被认为是诊断贲门失弛缓症的金标准,但因其为有创检查,故而普及较差[15]。

上消化道造影检查诊断率高,而且可随时观察不同体位,是目前最常用的基本检查方法,众多学者[16]根据上消化道造影检查评估食管蠕动性及食管扩张程度,测量食管最大径,作为该病术后疗效的评估。Zanoni 等[17]报道了上消化道造影的时间,即在服用造影剂后 1、2、5 min 分别采图评估食管舒缩功能,影像上可见胡萝卜样或鸟嘴样扩张的食管。部分不典型临床表现患者容易和反流性食管炎等其他食管动力障碍性疾病相混淆[18]。

由于超声检查无损伤,部分学者倾向于将其用于贲门失弛缓症的诊断[19,20],包括经皮超声和内镜超声,经皮超声要求超声科医生具有较高的诊断探查能力,内镜超声检查可以检测食管纵肌的收缩情况,评价食管肌肉切开治疗的成功率。

CT 和 MRI 也已被应用于贲门失驰缓症的诊断[15]。CT 显示食管有不同程度的扩张,其内可见大量食糜,扩张的食管管壁厚度基本正常[21]。MRI 经过重组获得的冠状面影像可直观到鸟嘴样食管。

随着近年来对食管病理生理学研究的不断深入,贲门失弛缓症的治疗也取得较大进展,但由于病因仍未明确,治疗上仍多为保守治疗,主要目的在于降低食管下括约肌张力,缓解临床症状,改善患者的生活质量。主要治疗方法有药物治疗、内镜下治疗及手术治疗。

口服药物治疗贲门失弛缓症的疗效不理想[22]。钙通道阻滞剂和长效硝酸盐类是两种最常见的药物,其临床效果是短暂的,不能完全缓解症状,并有许多不良反应,如头痛、低血压和脚踝水肿,限制了临床应用,因此常用于不能或拒绝球囊扩张术、手术治疗及注射肉毒毒素失败的患者[11]。

内镜下治疗包括内镜下注射 A 型肉毒毒素、球囊扩张术以及内镜下支架植入术等,复发率较高,但短期症状改善明显。

A 型肉毒毒素为保守治疗过程中已被证明有用的治疗药物[23],它是一种有效的突触前神经末梢乙酰胆碱释放抑制剂,可以抑制肌肉收缩。有研究指出,A 型肉毒毒素降低食管下括约肌张力可持续数月[23]。一项回顾性研究[24]探索了注射 A 型肉毒毒素的并发症发生率,van Hoeij 等[24]分析了 2008 年至 2014 年在欧洲和北美 4 所大学医院接受 A 型肉毒毒素注射治疗食管动力障碍的所有患者的记录。386 例患者进行了 661 次 A 型肉毒毒素治疗。51 次注射后出现轻度并发症,其中有 29 次治疗后出现胸痛与烧心,5 次出现上腹疼痛,无溃疡、穿孔、气胸、脓肿报道,1 例患者注射后出现急性纵隔炎而死亡。在单因素 Logistic 回归分析中,年龄较小与并发症风险增加相关(OR = 1.43,95% CI:1.03~1.96)。注射到食管体内、每次手术多次注射、以前多次治疗及 A 型肉毒毒素的大剂量注射,均非并发症的危险因素。A 型肉毒毒素注射治疗由于较低的并发症发病率,更适用于高危患者[24]。之后也有日本学者报道 A 型肉毒毒素用于临床,认为是较为安全的保守治疗方法[25]。但大约 50% 的患者容易复发并需以 6~24 个月的间隔重复治疗[26~29]。A 型肉毒毒素治疗的主要优势是使用方便,较可选择性内镜检查更简便、并发症发生率更低[11]。

内镜下气囊扩张术(endoscopic pneumatic dilation,EPD)也是一种传统方法,可有效缓解吞咽困难等症状,具有较好的短中期效果,经内镜下球囊扩张后 1 年、2~7 年、10~12 年的有效率分别为 82.8%、66.9%、50.0%~51.4%[30~32]。年龄较轻、食管上段体部高压及食管下括约肌高压等因素会降低 EPD 效果,此类病例常需 2 次以上扩张治疗。40 岁以上的患者经首次 EPD 治疗即可达到很好的疗效,常无须第 2 次扩张或手术治疗[33~34]。EPD 治疗此病的常见并发症为穿孔,发生率为 2.3%~8.0%[35~36]。

经口内镜下肌切开术(peroral endoscopic myotomy,POEM)是另一种治疗该病的微创技术手段。有文献报道,经其治疗 24 个月后总有效率约为 91%,且既往经 EPD 治疗者可导致 POEM 失败[37]。但 POEM 手术对内镜医生操作有较高要求,并发症主要为反流和消化道穿孔。

经胸腔镜或腹腔镜肌切开手术(laparoscopic Heller myotomy,LHM)中长期疗效较为肯定,有效率为 90%~96%[36,38],术后第 5 年缓解率为 90. 5%[39]。机器人辅助 Heller 肌切开术(robot-assistant Heller myotomy,RHM)比 LHM 手术更加精准、直观,但术后发生反流性食管炎等并发症的概率较高[40]。

根据贲门失弛缓症临床症状评分,本例患者临床症状已达Ⅲ级,症状较重,服药效果不佳,药物不良反应较多,况且患者高龄,体质较差,患有帕金森病,不宜行手术治疗,故而选择 A 型肉毒毒素治疗。

A 型肉毒毒素能抑制周围运动神经末梢突触前膜释放乙酰胆碱[41],引起肌肉松弛性麻痹,继而降低食管下括约肌张力,为食管下括约肌提供药物作用[42]。

本例患者在内镜引导下注射 A 型肉毒毒素 100 U,术后予流质过渡到糊状饮食,患者吞咽困难、反流症状改善。1 个月后复诊,进食糊状食物未见吞咽困难及食物反流,胸骨后疼痛较前亦明显好转;由于患者病程较长,食管已全程扩张,短期内未见明显影像学改变,但患者临床症状 Eckardt 评分由治疗前的 10 分改善为 3 分,临床症状明显改善,说明 A 型肉毒毒素治疗有效,需要继续随访,观察患者症状好转的持续时间。

因此,对于高龄且体质较差的患者而言,药物治疗疗效一般,不能有效改善临床症状,且不良反应较多。如果采用手术治疗,患者风险高,不耐受,容易反流、消化道穿孔。而 A 型肉毒毒素治疗具有起效较快、并发症发生率低的优点。因此,采用 A 型肉毒毒素治疗贲门失弛缓症不失为一种较好的治疗方案。

参考文献

[1] Eckardt AJ, Eckardt VF. Treatment and Surveillance Strategies in Achalasia:an Update[J]. *Nat Rev Gastroenterol Hepatol*, 2011, 8(6): 311 – 319.

[2] 彭珊, 杨飞, 张树山, 等. 帕金森病非运动症状研究进展[J]. 中国临床神经科学, 2017, 25(5): (567 – 572) + 594.

[3] Kalf JG, de Swart BJ, Bloem BR, et al. Prevalence of Oropharyngeal Dysphagia in Parkinson's Disease: a Meta-analysis [J].

Parkinsonism Relat Disord, 2012, 18(4): 311 – 315.

［4］Castell JA, Johnston BT, Colcher A, et al. Manometric Abnormalities of the Oesophagus in Patients with Parkinson's Disease［J］. *Neurogastroenterol Motil*, 2001,13(4): 361 – 364.

［5］Potulska A, Friedman A, Królicki L, et al. Swallowing Disorders in Parkinson's Disease［J］. *Neurol Neurochir Pol*, 2002, 36(3): 449 – 456.

［6］Tsiaoussis J, Athanasakis E, Pechlivanides G, et al. Long-term Functional Results after Laparoscopic Surgery for Esophageal Achalasia ［J］. *Am J Surg*, 2007, 193(1): 26 – 31.

［7］Cheng YS, Li MH, Chen WX, et al. Selection and Evaluation of Three Interventional Procedures for Achalasia Based on Long-term Follow-up［J］. *World J Gastroenterol*, 2003, 9(10): 2370 – 2373.

［8］Gennaro N, Portale G, Gallo C, et al. Esophageal Achalasia in the Veneto Region: Epidemiology and Treatment. Epidemiology and Treatment of Achalasia［J］. *J Gastrointest Surg*, 2011, 15(3): 423 – 428.

［9］Sadowski DC, Ackah F, Jiang B, et al. Achalasia: Incidence, Prevalence and Survival. A Population-based Study［J］. *Neurogastroenterol Motil*, 2010, 22(9): e256 – 261.

［10］Marlais M, Fishman JR, Fell JM, et al. UK Incidence of Achalasia: an 11-year National Epidemiological Study［J］. *Arch Dis Child*, 2011, 96(2): 192 – 194.

［11］Vaezi MF, Pandolfino JE, Vela MF. ACG Clinical Guideline: Diagnosis and Management of Achalasia［J］. *Am J Gastroenterol*, 2013, 108(8):1238 – 1249; quiz 1250.

［12］Singh H, Chugh JC. Cardiac Achalasia ［J］. *Am J Gastroenterol*, 2003, 98(3): 696 – 697.

［13］Enestvedt BK, Williams JL, Sonnenberg A. Epidemiology and Practice Patterns of Achalasia in a Large Multi-centre Database ［J］. *Aliment Pharmacol Ther*, 2011, 33(11): 1209 – 1214.

［14］Islam S. Achalasia［J］. *Semin Pediatr Surg*, 2017, 26(2):

116 – 120.

［15］王甜，彭玉，嵇鸣. 成人巨食管症诊断分析并文献复习［J］. 国际医学放射学杂志，2017，40（3）：330 – 333.

［16］El-Takli I，O'Brien P，Paterson WG. Clinical Diagnosis of Achalasia：How Reliable is the Barium X-ray？［J］. *Can J Gastroenterol*，2006，20（5）：335 – 337

［17］Zanoni A，Rice TW，Lopez R，et al. Timed Barium Esophagram in Achalasia Types［J］. *Dis Esophagus*，2015，28（4）：336 – 344.

［18］苏义，苏秉忠. 原发性贲门失弛缓症的治疗进展［J］. 中华消化内镜杂志，2017，34（2）：149 – 152.

［19］章建全，陈晓华. 贲门失弛缓症的经腹超声诊断［J］. 第二军医大学学报，2001，22（4）：310 – 312.

［20］Lee TH，Cho JY. Sonographic Evaluation of Esophageal Achalasia［J］. *Korean J Intern Med*，2014，29（2）：262.

［21］李素英，王新会. 贲门失弛缓症在多层螺旋 CT 中的影像表现［J］. 临床医学，2013，33（9）：67 – 69.

［22］Vaezi MF，Richter JE. Current Therapies for Achalasia：Comparison and Efficacy［J］. *J Clin Gastroenterol*，1998，27（1）：21 – 35.

［23］Pasricha PJ，Ravich WJ，Hendrix TR，et al. Intrasphincteric Botulinum Toxin for the Treatment of Achalasia［J］. *N Engl J Med*，1995，332（12）：774 – 778.

［24］van Hoeij FB，Tack JF，Pandolfino JE，et al. Complications of Botulinum Toxin Injections for Treatment of Esophageal Motility Disorders［J］. *Dis Esophagus*，2016，30（3）：1 – 5.

［25］Yamaguchi D，Tsuruoka N，Sakata Y，et al. Safety and Efficacy of Botulinum Toxin Injection Therapy for Esophageal Achalasia in Japan［J］. *J Clin Biochem Nutr*，2015，57（3）：239 – 243.

［26］Annese V，Bassotti G，Coccia G，et al. A Multicentre Randomised Study of Intrasphincteric Botulinum Toxin in Patients with

Oesophageal Achalasia. GISMAD Achalasia Study Group[J]. *Gut*, 2000, 46(5): 597 – 600.

[27] Vaezi MF, Richter JE, Wilcox CM, et al. Botulinum Toxin Versus Pneumatic Dilatation in the Treatment of Achalasia: a Randomised Trial[J]. *Gut*, 1999, 44(2): 231 – 239.

[28] Pasricha PJ, Rai R, Ravich WJ, et al. Botulinum Toxin for Achalasia: Long-term Outcome and Predictors of Response [J]. *Gastroenterology*, 1996, 110(5): 1410 – 1415.

[29] Zaninotto G, Annese V, Costantini M, et al. Randomized Controlled Trial of Botulinum Toxin versus Laparoscopic Heller Myotomy for Esophageal Achalasia[J]. *Ann Surg*, 2004, 239(3): 364 – 370.

[30] West RL, Hirsch DP, Bartelsman JF, et al. Long Term Results of Pneumatic Dilation in Achalasia Followed for more than 5 years[J]. *Am J Gastroenterol*, 2002, 97(6): 1346 – 1351

[31] Boztas G, Mungan Z, Ozdil S, et al. Pneumatic Balloon Dilatation in Primary Achalasia: the Long-term Follow-up Results [J]. *Hepatogastroenterology*, 2005, 52(62): 475 – 480.

[32] Karamanolis G, Sgouros S, Karatzias G, et al. Long-term Outcome of Pneumatic Dilation in the Treatment of Achalasia[J]. *Am J Gastroenterol*, 2005, 100(2): 270 – 274

[33] Tuset JA, Luján M, Huguet JM, et al. Endoscopic Pneumatic Balloon Dilation in Primary Achalasia: Predictive Factors, Complications, and Long-term Follow-up[J]. *Dis Esophagus*, 2009, 22(1): 74 – 79.

[34] Dağli U, Kuran S, Savaş N, et al. Factors Predicting Outcome of Balloon Dilatation in Achalasia[J]. *Dig Dis Sci*, 2009, 54(6): 1237 – 1242.

[35] Ruiz Cuesta P, Hervás Molina AJ, Jurado García J, et al. Pneumatic Dilation in the Treatment of Achalasia [J]. *Gastroenterol Hepatol*, 2013, 36(8): 508 – 512.

[36] Hamdy E, El Nakeeb A, El Hanfy E, et al. Comparative Study between Laparoscopic Heller Myotomy versus Pneumatic Dilatation for

Treatment of Early Achalasia: A Prospective Randomized Study [J]. *J Laparoendosc Adv Surg Tech A*, 2015, 25(6): 460 – 464

[37] Ngamruengphong S, Inoue H, Chiu PW, et al. Long-term Outcomes of Per-oral Endoscopic Myotomy in Patients with Achalasia with a Minimum Follow-up of 2 years: an International Multicenter Study [J]. *Gastrointest Endosc*, 2017, 85(5): 927 – 933.

[38] Nau P, Rattner D. Laparoscopic Heller Myotomy as the Gold Standard for Treatment of Achalasia [J]. *J Gastrointest Surg*, 2014, 18 (12): 2201 – 2207.

[39] Wang HM, Tai WC, Chuah SK, et al. Comparison of Treatment Outcomes of Endoscope-guided Pneumatic Dilation and Laparoscopic Heller Myotomy [J]. *Kaohsiung J Med Sci*, 2015, 31(12): 639 – 643.

[40] Perry KA, Kanji A, Drosdeck JM, et al. Efficacy and Durability of Robotic Heller Myotomy for Achalasia: Patient Symptoms and Satisfaction at Long-term Follow-up [J]. *Surg Endosc*, 2014, 28(11): 3162 – 3167.

[41] Uppal DS, Wang AY. Update on the Endoscopic Treatments for Achalasia [J]. *World J Gastroenterol*, 2016, 22(39): 8670 – 8683.

[42] Pandolfino JE, Gawron AJ. Achalasia: a Systematic Review [J]. *JAMA*, 2015, 313(18): 1841 – 1852.

（秦亚勤,刘晶,周旭平,胡端敏,罗蔚锋）
（本文原载于《中国临床神经科学》2018 年第 26 卷第 3 期）

Efficacy and Safety of Botulinum Toxin Type A in Treating Patients of Advanced Age with Idiopathic Trigeminal Neuralgia

Objective: To assess the therapeutic efficacy and safety of botulinum toxin type A (BTX-A) for treating idiopathic trigeminal neuralgia (ITN) in patients ≥80 years old.

Methods: Selected patients ($n = 43$) with ITN, recruited from the neurology clinic and inpatient department of the Second Affiliated Hospital of Soochow University between August 2008 and February 2014, were grouped by age, one subset ($n = 14$) ≥80 years old and another ($n = 29$) < 60 years old. Each group scored similarly in degrees of pain registered by the visual analogue scale (VAS). Dosing, efficacy, and safety of BTX-A injections were compared by group.

Results: Mean dosages of BTX-A were 91.3 ±25.6 U and 71.8 ±33.1 U in older and younger patients, respectively ($t = 1.930$, $P = 0.061$). The median of the VAS score in older patients at baseline (8.5) declined significantly at 1 month after treatment (4.5) ($P = 0.007$), as did that of younger patients (8.0 and 5.0, resp.) ($P = 0.001$). The median of the D values of the VAS scores did not differ significantly by group (older, 2.5; younger, 0; $Z = -1.073$, $P = 0.283$). Two patients in each group developed minor transient side effects ($P = 0.825$). Adverse reactions in both groups were mild, resolving spontaneously within 3 weeks.

Conclusions: BTX-A is effective and safe in treating patients of advanced age (≥80 years old) with ITN, at dosages comparable to those used in much younger counterparts (<60 years old).

1　Introduction

Trigeminal neuralgia (TN) is characterized by paroxysms of intense, stabbing pain in the distribution of mandibular and maxillary divisions (rarely, the ophthalmic division) of the fifth cranial nerve. TN is one of the most common neurological pains involving the orofacial region, which generally has the most intensive type of pain[1]. According to epidemiologic studies, approximately 4.0 ~ 28.9/100000 persons worldwide have experienced TN. It typically affects the elderly (1 in 25000 of the population), with the most frequently reported cause being neurovascular compression[2,3]. The morbidity of idiopathic trigeminal neuralgia increases with age, patients ≥ 80 years old account for a large proportion of TN sufferers[4]. Usually, TN patients are first treated with pharmacological agents[5]. The pain can be readily managed with medication in approximately 80% of patients. The firstline treatment is carbamazepine, which can relieve most of the observed symptoms. Other drugs, including oxcarbazepine, phenytoin, baclofen, lamotrigine, gabapentin, and sodium valproate, are also efficient in reducing the signs symptoms of TN in most patients. Many drugs used in the treatment of TN are associated with several side effects, such as dizziness, lethargy, lack of fatigue, nausea, vomiting, occasional granulocyte reduction, reversible thrombocytopenia, and even induced aplastic anemia and toxic hepatitis. Considering insufficient effect or unacceptable side effects of pharmacological treatment, surgical treatment becomes an option. Several surgical approaches used to relieve the pain due to TN include neurectomy of the trigeminal nerve branches outside the skull, percutaneous radiofrequency thermal rhizotomy, percutaneous ablation that creates the trigeminal nerve or trigeminal ganglion lesions with heat, percutaneous retrogasserian glycerol rhizotomy, injection of glycerol into the trigeminal cistern, physical compression, trigeminal ganglion balloon microcompression, alcohol injections, botulinum toxin injection, cryotherapy, and gammaknife radiosurgery (GKRS). Some of the surgical procedures may contribute to some complications[5], such as hearing loss, facial paresthesia, hypoesthesia, masseter weakness and paralysis, keratitis, transient paralysis of cranial nerves Ⅲ and Ⅵ including diminished corneal reflex, dysesthesia, and anesthesia dolorosa, even an immediate complete loss of vision in one eye after trigeminal radiofrequency rhizotomy due to acute traumatic optic neuropathy.

In 2002, Micheli et al. first reported that BTX-A injection can relieve TN[4], supported by subsequent positive reports[6], and many studies have shown that botulinum toxin type A (BTX-A) may be effective and safe as treatment of TN[7~10]. The common side effects of botulinum toxin treatment on TN are dema/hematoma and facial asymmetry which include the muscle relaxation, distortion of commissure, and the ptosis of the eyelids at the site of injection. All these side effects were mild and automatically disappeared without any further treatment. No systemic side effects were observed[11,12]. In February 2008, the U.S. Food and Drug Administration notified the public that Botox and Botox Cosmetic (botulinum toxin type A) and Myobloc (botulinum toxin type B) have been linked in some cases to adverse reactions, including respiratory failure and death, following treatment of a variety of conditions using a wide range of doses. The adverse reactions appear to be related to the spread of the toxin to areas distant from the site of injection, and mimic symptoms of botulism, which may include difficulty swallowing, weakness, and breathing problems. So the general fragility and often coexistent diseases of older patients imply perhaps greater susceptibility to side effects and needed reduction of BTX-A dosage. This research objective was to assess the therapeutic efficacy and safety of BTX-A in treating patients of advanced age (≥80 years old) with idiopathic trigeminal neuralgia (ITN).

2 Materials and Methods

2.1 Subjects

Eligible patients were recruited between August 2008 and February 2014 from the neurology clinic and the inpatient department of the Second

Affiliated Hospital of Soochow University and were approved by the hospital ethic committee. Inclusion criteria were as follows: (i) diagnosis of classic ITN, as stipulated in the current version of the International Classification of Headache Disorders (ICHD-Ⅱ); (ii) no prior exposure to BTX-A treatment; and (iii) failure of accepted medical and surgical interventions. Any conditions potentially heightening the risk of patient exposure to BTX-A (e. g. myasthenia gravis and motor neuron disease) or lack of pertinent medical information were grounds for exclusion.

2.2 General Information and Grouping

The study choose two groups of trigeminal neuralgia patients, one comprised of patients $\geqslant 80$ years old ($n = 14$) and another of patients < 60 years old ($n = 29$). At baseline (prior to treatment), the median pain scores by the visual analogue scale (VAS) in both older and younger patient groups were 8. 5 and 8. 0, respectively, showing no significant difference ($Z = -1.411, P = 0.158$). In the older patient group (male, 4; female, 10), each patient suffered from hypertension, diabetes mellitus, and cardiac insufficiency, and two displayed hepatic compromise. The age range was 80 ~ 90 years (average, 82.6 ± 2.9 years). In the younger group of patients (male, 10; female, 19), one suffered from hypertension. Ages ranged from 34 to 59 years (average, 49.5 ± 6.3 years). Gender ratios of the two groups were similar ($P = 0.968$), but the incidence of coexistent diseases in the older (versus younger) age group was significantly higher ($P = 0.005$) (Table 1).

2.3 Treatment

BTX-A (100 U clostridium botulinum type A neurotoxin complex, 5 mg gelatin, 25 mg dextran, and 25 mg saccharose) was commercially procured (Lanzhou Institute of Biological Products, Lanzhou, China) and diluted to 25 U/mL for treatments, drawing 1 ~ 2 mL from vials for injection. Administration was guided by each patient's perceived pain and trigger zones, delivering BTX-A intradermally and/or submucosally via 1 mL syringe. The total dosages delivered varied, ranging from 30 to 200 U.

2.4 Measures

Pain severity was assessed through patient input (interview or telephone), using the visual analogue scale (VAS). Patient examinations were conducted at baseline and at 1 month after treatment, recording related side effects.

3 Statistical Analysis

All analytics assumed an intent-to-treat basis, using two sided testing. If obeying normal distribution, data were assessed using mean ± SD. And between-group comparisons were evaluated by means of t-test, comparing incidences via the chi-square test. If not, data were assessed using median values and the rank sum test was used. Standard software [SPSS v17.0; SPSS Inc. (IBM), Chicago, IL, USA] was engaged for statistical computations, setting significance at $P < 0.05$.

4 Results

The dosages of BTX-A were 45 to 150 U in the older group and 30 to 200 U in the younger group. Mean BTX-A dosages of (91.3 ± 25.6) U and (71.8 ± 33.1) U were administered in older and younger patient groups, respectively ($t = 1.930$, $P = 0.061$). Median VAS scores 1 month after treatment in older (4.5) and in younger (4) patients were significantly lower than corresponding baseline values; and D values of VAS scores did not differ significantly by group (older, 2.5; younger, 0; $Z = 1.073$, $P = 0.283$), reflecting similar group therapeutic outcomes. Transient minor side effects developed in two older patients (whole-body discomfort in one, mild left eye ptosis, and slight oral deviation/drooling in the other) and in two younger patients (mild facial paralysis comes in one and moderate facial paralysis comes in the other). Thus, the incidences of side effects did not differ significantly in these groups ($P = 0.825$), and all events resolved spontaneously within 3 weeks (Tables 1 and 2).

**Table 1 Comparison of Patient Parameters in Older (≥80 Years Old)
and Younger (<60 Years Old) BTX-A Therapeutic Groups**

Clinical Index	Older Group ($n=14$)	Younger Group ($n=29$)	P Value
Average Age (years)	82.6 ± 2.9	49.5 ± 6.3	0.000
Gender (Male/Female)	4/10	10/19	0.968
Coexistent Diseases (with/ without)	6/8	1/28	0.005
Therapeutic Doses (U)	91.3 ± 25.6	71.8 ± 33.1	0.061
D Value of VAS (Media, before and after Treatment)	2.5	0	0.283
Side Effect (Total Count)	2[a]	2[b]	0.825

Notes: a, whole-body discomfort in one; mild left eye ptosis and slight oral deviation/ drooling in the other.

b, mild facial paralysis in one; moderate facial paralysis in the other.

BTX-A, botulinum toxin type A.

VAS, visual analogue scale.

**Table 2 Comparison of VAS Scores in Older (≥80 Years Old) and Younger
(<60 Years Old) BTX-A Therapeutic Groups**

	VAS Score before Treatment (Median)	VAS Score after Treatment (Median)	Z	P_1 Value
Older Group ($n=14$)	8.5	4.5	-2.680	0.007
Younger Group ($n=29$)	8.0	5.0	-3.360	0.001
Z	-1.411	-0.040	—	—
P2 value	0.158	0.968	—	—

Notes: P_1, comparison of VAS scores between before treatment and after treatment.

P_2, comparison of VAS scores between older group and younger group.

5 Discussion

TN is further categorized as idiopathic (ITN) or secondary type. ITN occurs in the absence of neurologic signs or organic lesions, whereas secondary TN is due to tumors, multiple sclerosis, small infarcts, or angiomas arising in the pons or medulla. In the patients of this study recruited, secondary TN was excluded, given a lack of clinical symptoms, physical evidence, and imaging abnormalities.

Although the mechanisms involved in TN remain unclear, there are three major hypotheses for its development[13,14]: (1) the trigeminal nerve compression, (2) irritative lesions impacting the thalamic corticospinal nucleus of the trigeminal nerve, and (3) short-circuiting of the trigeminal nerve. Many treatments available for TN include medical agents, nerve blocks, surgical interventions, and stereotactic radiotherapy. Antiepileptic drugs, especially carbamazepine, are still the first-line medical treatment, and long-term antiepileptic medication is often required. However, the risk of side effects, such as nausea, dizziness, dystaxia, hepatic insufficiency, and leukopenia, increases with prolonged use[15]. Microvascular decompression is the most widely adopted surgical treatment worldwide, but the recurrence rate is 20% ~ 30%, and a host of potential complications may develop during and after surgery[16]. In light of current evidence, it seems fair to argue for a safer, better tolerated, and more efficacious treatment.

BTX-A is one of the most potent neurotoxins, whether natural or synthetic. It prevents axonal release of acetylcholine (Ach), thus blocking neuromuscular transmission and producing muscle relaxation. Common clinical uses include blepharospasm, hemifacial spasm, dystonia, and cosmetic imperfections[17]. BTX-A also readily blocks cholinergic synapses in salivary and sweat glands and is therefore useful in suppressing glandular hyperactivity. In 2002, Micheli et al. was the first to identify BTX-A as an agent for TN relief[4]. Subsequent studies also have shown the benefits of BTX-A in treatment of pain (including TN)[18]. BTX-A offers an effective means of treating TN that is increasingly gaining attention, rather than confronting the side effects of medical or surgical treatments.

The precise mechanism of action for BTX-A in pain relief is not well defined but may be multifactorial. When injected directly into contracting muscles, BTX-A binds to presynaptic nerve terminals and becomes internalized, preventing exocytosis of the neurotransmitter acetylcholine (Ach) at neuromuscular junctions. BTX-A may also exert peripheral neurovascular activity by inhibiting release of various neurotransmitters, such as substance P, neurokinin A, calcitonin gene related peptide (CGRP), and enteral polypeptide[18]. These transmitters act on blood vessels and glutamate, relieving pain by inhibiting neurogenic inflammation and reducing afferent nerve impulses[19,20]. What is more, BTX-A exerts an antinociceptive function, directly modulating central sensitization by inhibiting excessive expression of TRPA1, TRPV1, and TRPV2 in the spinal trigeminal nucleus[21,22]. Finally, BTX-A or its metabolite likely reduces sympathetic nerve transmissions to curb suppression of Renshaw cells within inhibitory intermediate neurons, acting upon the spinal cord indirectly to alleviate pain[23]. A new study has just revealed that the antinociceptive effects of BTX-A are conferred by inhibiting Nav1.7 upregulation in the trigeminal ganglion[24]. Thus, such effects are not confined to the neuromuscular junction, acting as well on central nerve structures (i. e. trigeminal ganglion, trigeminal nerve ridge nucleus, or spinal cord). Further research is needed to explore the pathways by which BTX-A relieves the pain of TN.

A recently published meta-analysis has concluded that BTX-A may be an effective and safe treatment option for patients with TN, yielding on average a 29.8% reduction in paroxysms per day[11]. In our preliminary study, it was found that pain relief peaked 1 month after local injection of BTX-A[10]. Hence, this study established a 1-month monitoring interval. In this study, VAS scores were performed again in patients with primary trigeminal neuralgia after injection of BTX-A for 1 month. The study found VAS scores had significantly lowered than those before treatment in both groups, and this suggested that BTX-A was effective for both younger and elderly. Meanwhile, the D values of VAS scores did not differ significantly between the two groups, indicating the similar curative effect for both groups.

In addition to the volumes of injected BTX-A, routes of injection, injection frequencies, and injection sites have varied among studies. As little as 25 U of BTX-A was administered according to Zhang et al. [7], compared with a maximum of 100 U given by Shehata et al. [9]. Generally, BTX-A is delivered via subcutaneous or intradermal route[11]. In patients of advanced age, heart disease and compromised respiratory function often coexisted, but the need for reduced dosages of BTX in older patients or their vulnerability to its side effects has not been addressed. The injection sites selected in this study were perceived pain and trigger zones. The injection dosage was determined according to the range of pain, and a multipoint injection method was adopted. In this study, the volumes of injected BTX-A ranged from 30 to 200 U, delivered through intradermal and/or submucosal routes. The dosage of BTX-A is 45 to 150 U in the older group and 30 to 200 U in the younger group. Though the mean BTX-A dosages of the older group was little higher than those of the younger group, no significant between-group difference in BTX-A dosage materialized, and the corresponding incidences of side effects did not differ significantly. Two groups improved pain fairly, prompts that both small dose and large dose may have obvious curative effects. This finding is consistent with the conclusion of Zhang et al. [7], which suggested that BTX-A injection in TN was safe and efficient, and low dose (25 U) and high dose (75 U) were similar in efficacy in short term.

In terms of safety, the two reported side effects of BTX-A injection have been facial asymmetry and injection-site edema/hematoma, both of which prove tolerable and transitory in nature[11]. In total, occurrences of facial asymmetry and edema/hematoma following BTX-A injection have ranged from 2% to 5% and 1% ~ 2%, respectively. Facial asymmetry typically requires 5 ~ 7 weeks for resolution, whereas edema/hematoma persists for just 5 ~ 6 days. Rates of coexistent diseases, in this study, such as hypertension, diabetes mellitus, renal insufficiency, and cardiac insufficiency, were significantly higher in the older patient group by comparison, but as in the younger group, only two patients developed transient minor side effects (i. e. wholebody discomfort, mild ptosis, and oral deviation/drooling). All resolved within 3 weeks and without serious adverse reactions. Consequently, in extremely older patients afflicted with various medical conditions dose reductions seem unwarranted. Of course, it also seemed that the dosages of BTX-A in advanced age patients with side effects were 100 U and 150 U and in the younger patients were 30 U and 75 U. It seemed that the more the dosage in the older group, the greater the likelihood of side effects is. Therefore, it is suggested that it should be more carefully followed to see whether the patients have side effects after the treatment of elderly patients using a large dose of BTX-A.

Overall, BTX-A is an effective and safe treatment for ITN in patients of advanced age (≥80 years old), at dosages similar to those used in much younger counterparts (<60 years old). However, this study was limited to 14 older subjects, with no placebo group as reference, calling for more extensive randomized controlled trials.

Abbreviations

BTX-A: botulinum toxin type A.

ITN: idiopathic trigeminal neuralgia.

VAS: visual analogue scale.

TN: trigeminal neuralgia.

Ach: acetylcholine.

CGRP: calcitonin gene related peptide.

TRP: transient receptor potential.

Nav: voltage gate sodium channel.

Ethical Approval

This study was approved by the ethics committee of the national drug clinical trial institution of the Second Affiliated Hospital of Soochow University. Research project number: LK2008022.

Consent

All subjects agreed to participate in the study.

Disclosure

The authors alone are responsible for the content and drafting of this paper.

Conflicts of Interest

The authors report no conflicts of interest.

Authors' Contributions

Jing Liu and Ying-Ying Xu contributed equally to this work.

Acknowledgments

This work was funded by the National Natural Science Foundation (no. 81671270), the Youth Science and Technology Project of the Health Bureau of Suzhou City (KJXW2014012), the Second Affiliated Hospital of Soochow University Preponderant Clinic Discipline Group Project Funding (XKQ2015002), the Young Worker's Pre-research Foundation of the Second Affiliated Hospital of Soochow University (SDFEYQN1715), and this was also partly supported by the Suzhou Clinical Research Center of Neurological Disease (SZZX201503) and the Natural Science Foundation of Jiangsu Province of China (BK2011294).

References

[1] Hegarty AM, Zakrzewska JM. Differential Diagnosis for Orofacial Pain, including Sinusitis, TMD, Trigeminal Neuralgia[J]. *Dental Update*, 2011, 38(6):396 – 400.

[2] Hamlyn PJ, King TT. Neurovascular Compression in Trigeminal Neuralgia: a Clinical and Anatomical Study[J]. *Journal of Neurosurgery*, 1992,76(6):948 – 954.

[3] Crooks DA, Miles JB. Trigeminal Neuralgia due to Vascular Compression in Multiple Sclerosis-Post-mortem Findings [J]. *British Journal of Neurosurgery*, 1996, 10(1):85 – 88.

[4] Micheli F, Scorticati MC, Raina G. Beneficial Effects of Botulinum Toxin type A for Patients with Painful Tic Convulsif[J]. *Clinical Neuropharmacology*, 2002, 25(5):260 – 262.

[5] Khan M, Nishi SE, Hassan SN, et al. Trigeminal Neuralgia, Glossopharyngeal Neuralgia, and Myofascial Pain Dysfunction Syndrome: an Update[J]. *Pain Research and Management*, 2017:18.

[6] Piovesan E, Teive H, Kowacs P, et al. An Open Study of Botulinum-A Toxin Treatment of Trigeminal Neuralgia [J]. *Neurology*, 2005, 65(8):1306 – 1308.

[7] Zhang H, Lian Y , Ma Y, et al. Two Doses of Botulinum Toxin Type A for the Treatment of Trigeminal Neuralgia: Observation of Therapeutic Effect from a Randomized, Double-blind, Placebo-controlled Trial[J]. *Journal of Headache and Pain*, 2014,15(1):65.

[8] Li S, Lian YJ, Chen Y, et al. Therapeutic Effect of Botulinum Toxin-A in 88 Patients with Trigeminal Neuralgia with 14-month Follow-up [J]. *Journal of Headache and Pain*, 2014,15(1):43.

[9] Shehata HS, El-Tamawy MS, Shalaby NM, et al. Botulinum Toxin-type A: Could it be an Effective Treatment Option in Intractable Trigeminal Neuralgiafi [J]. *Journal of Headache and Pain*, 2013, 14(1):92.

[10] Shao JF, Zhang QL, Luo WF, et al. Efficacy Observation of Botulinum Toxin Type A in Elderly Patients with Primary Intractable Trigeminal Neuralgia[J]. *Chinese Journal of Geriatrics*, 2012, 33(1): 44 - 46.

[11] Morra ME, Elgebaly A, Elmaraezy A, et al. Therapeutic Efficacy and Safety of Botulinum Toxin A Therapy in Trigeminal Neuralgia: a Systematic Review and Meta-analysis of Randomized Controlled Trials [J]. *Journal of Headache and Pain*, 2016, 17(1):63.

[12] Xia JH, He CH, Zhang HF, et al. Botulinum Toxin A in the Treatment of Trigeminal Neuralgia [J]. *International Journal of Neuroscience*, 2016, 126(4):348 - 353.

[13] Jannetta PJ. Arterial Compression of the Trigeminal Nerve at the Pons in Patients with Trigeminal Neuralgia[J]. *Journal of Neurosurgery*, 2007, 107(1):216 - 219.

[14] Devor M, Govrin-Lippmann R, Rappaport ZH. Mechanism of Trigeminal Neuralgia: an Ultrastructural Analysis of Trigeminal Root Specimens Obtained during Microvascular Decompression Surgery [J]. *Journal of Neurosurgery*, 2002, 96(3):532 - 543.

[15] Jorns TP, Zakrzewska JM. Evidence-based Approach to the Medical Management of Trigeminal Neuralgia [J]. *British Journal of Neurosurgery*, 2007, 21(3):253 - 261.

[16] Bond AE, Zada G, Gonzalez AA, et al. Operative Strategies for Minimizing Hearing Loss and other Major Complications Associated with Microvascular Decompression for Trigeminal Neuralgia [J]. *World Neurosurgery*, 2010, 74(1):172 - 177.

[17] Wu CJ, Shen JH, Chen Y, et al. Comparison of Two Different Formulations of Botulinum Toxin A for the Treatment of Blepharospasm and Hemifacial Spasm[J]. *Turkish Neurosurgery*, 2011, 21(4):625 - 629.

[18] Sandrini G, De Icco R, Tassorelli C, et al. Botulinum Neurotoxin Type A for the Treatment of Pain: not just in Migraine and Trigeminal Neuralgia [J]. *Journal of Headache and Pain*, 2017, 18

(1):38.

[19] Aoki KR. Evidence for Antinociceptive Activity of Botulinum Toxin Type A in Pain Management[J]. *Headache: The Journal of Head & Face Pain*, 2003,43(1):S9 – S15.

[20] Mazzocchio R, Caleo M. More than at the Neuromuscular Synapse: Actions of Botulinum Neurotoxin A in the Central Nervous System [J]. *Neuroscientist*, 2015,21(1):44 – 61.

[21] Ferrandiz-Huertas C, Mathivanan S, Wolf CJ, et al. Trafficking of Thermo TRP Channels[J]. *Membranes*, 2014,4(3):525 – 564.

[22] Shimizu T, Shibata M, Toriumi H, et al. Reduction of TRPV1 Expression in the Trigeminal System by Botulinum Neurotoxin Type-A[J]. *Neurobiology of Disease*, 2012,48(3):367 – 378.

[23] Guyer BM. Mechanism of Botulinum Toxin in the Relief of Chronic Pain[J]. *Current Review of Pain*, 1999,3(6):427 – 431.

[24] Yang KY, Kim MJ, Ju JS, et al. Antinociceptive Effects of Botulinum Toxin Type A on Trigeminal Neuropathic pain[J]. *Journal of Dental Research*, 2016,95(10):1183 – 1190.

(*Jing Liu, Ying-Ying Xu, Qi-Lin Zhang, and Wei-Feng Luo*)

(本文原载于 *Pain Research and Management*, 2018)

国产注射用 A 型肉毒毒素治疗脑卒中后上肢痉挛的安全性和疗效的随机双盲对照研究

目的： 评价国产注射用 A 型肉毒毒素 200 U 注射剂量（对合并拇指肌张力障碍的受试者注射 240 U）治疗脑卒中后上肢痉挛的安全性和有效性。

方法： 本研究是一项多中心、分层区组随机、双盲、安慰剂平行对照的临床试验，所有受试者（来自 2014 年 9 月至 2016 年 2 月的 15 家临床中心）签署知情同意书后后采用分层区组随机法按 2∶1 比例随机分配到试验组（给予国产注射用 A 型肉毒毒素 200～240 U，n = 118）和对照组（辅料成分，不含 A 型肉毒毒素，n = 60）。试验分两个阶段：核心试验（1 周筛选期、12 周双盲治疗期）；扩展试验（对核心阶段的两组患者序贯进行开放治疗，观察期 6 周）。受试者在注射后第 1、4、6、8、12、16、18 周来院随访，并对患者腕部屈肌、四指屈肌、拇指屈肌进行改良 Ashworth 量表（Modified Ashwoah Scale，MAS）、功能残疾量表、总体评估量表评分。主要疗效指标为试验组和对照组治疗第 6 周时的 MAS 评分较基线的变化值。

结果：（1）主要疗效指标显示，试验组治疗第 6 周腕屈肌肌张力 MAS 评分较基线变化 − 1.00（− 2.00，− 1.00）分，对照组较基线变化 0.00（− 0.50，0.00）分，差异有统计学意义（$Z = 6.618$，$P < 0.01$），试验组疗效优于对照组。（2）安全性结果显示：在核心阶段，试验组有 10 例发生 13 次不良反应，发生率为 8.47%（10/118），对照组有 3 例发生 3 次不良反应，发生率为 5.00%（3/60），全部为轻到中度不良反应，无重度不良反应发生，试验组与对照组在不良反应发生率上差异无统计学意义；在扩展阶段，3 例患者发生 4 次不良反应，发生率为 1.95%（3/154），严重程度全为轻度，无重度不良反应发生。

结论： 国产注射用 A 型肉毒毒素治疗脑卒中后上肢痉挛是安全、有效的。

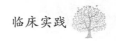
临床试验注册：药物临床试验登记及信息公示平台，CTR20131191

关键词：卒中；上肢；痉挛；A 型肉毒毒素

Safety and Efficacy of Injections of Botulinum Toxin Type A Made in China for Treatment of Post-stroke Upper Limb Spasticity: a Randomized Double-blind Controlled Trial

Objective: To evaluate the safety and efficacy of botulinum toxin type A for injection in the treatment of post-stroke upper limb spasticity(dosage was 200 U, or 240 U if combined with thumb spasticity).

Methods: The study was a multi-center, stratified block randomized, double-blind, placebo-controlled trial. All the qualified subjects were from 15 clinical centers from September 2014 to February 2016. They were randomized (2 : 1) to injections of botulinum toxin type A made in China (200 ~ 240 U; $n = 118$) or placebo ($n = 60$) in pivotal phase after informed consent signed. The study was divided into two stages. The pivotal trial phase included a one-week screening, 12-week double-blind treatment, followed by an expanded phase which included six-week open-label treatment. The tone of the wrist, finger, thumb flexors was assessed at baseline and at weeks 0,1,4,6,8,12,16 and 18 using Modified Ashworth Scale (MAS), disability in activities of daily living was rated using the Disability Assessment Scale and impaction on pain, muscle tone and deformity was assessed using the Global Assessment Scale. The primary endpoint was the score difference between botulinum toxin type A and placebo groups in the tone of the wrist flexor using MAS at six weeks compared to baseline.

Results: Muscle tone MAS score in the wrist flexor of botulinum toxin type A and placebo groups at six weeks changed -1.00 (-2.00, -1.00) and 0.00 (-0.50, 0.00) respectively from baseline. Botulinum toxin type A was significantly superior to placebo for the primary endpoint ($Z =$

6. 618, *P* < 0. 01）. The safety measurement showed 10 subjects who received botulinum toxin type A had 13 adverse reactions, with an incidence of 8. 47% (10/118), and three subjects who received placebo had three adverse reactions, with an incidence of 5. 00% (3/60) during the pivotal trial phase. All adverse reactions were mild to moderate, none serious. There was no significant difference in adverse reactions incidence between the botulinum toxin type A and the placebo groups. During the expanded phase three subjects had four adverse reactions and the incidence was 1. 95% (3/154). All adverse reactions were mild, none serious.

Conclusion: Botulinum toxin type A was found to be safe and efficacious for the treatment of post-stroke upper limb spasticity.

Clinical Trial Registration: China Drug Trials, CTR20131191

Key words: stroke; upper extremity; spasm; botulinum toxins type A

Conflicts of interest: None declared.

痉挛状态是上运动神经元损伤后脊髓反射活动性增高引起的以速度依赖性的牵张反射增强为特征的肌肉张力异常。痉挛肌肉僵硬、紧张,可伴随疼痛,影响患者日常的清洁卫生和活动,并且影响患者的外貌。引起上肢痉挛的病因很多,常见的病因有脑卒中、多发性硬化、脑外伤、脑瘫等,其中以脑卒中为多见。脑卒中是常见的神经系统疾病之一,具有高发病率、高致残率的特点。我国脑卒中的发病率为(185～219)/10万,发病率随年龄增高而增加,每年新发脑卒中患者约200万,其中70%～80%的脑卒中患者因为残疾不能独立生活[1]。约有69%的脑卒中患者可出现上肢远端痉挛,若不积极治疗,可导致痉挛肢体永久性肌张力增高、顽固性疼痛、关节挛缩和运动模式异常,造成中到重度残疾并严重影响患者的日常生活质量。

传统治疗脑卒中后肌肉痉挛的方法包括口服药物、神经阻滞、手术治疗、物理治疗等,但都存在局限性。早在1822年,Justinus Kerner就认识到肉毒毒素引起肌肉麻痹的作用及其在治疗上的潜能[2]。1981年Scott[3]首次报道了肉毒毒素可应用于治疗斜视,1989年A型肉毒毒素首次被用于治疗脑卒中后肢体痉挛,其后国内外多中心、随机双盲对照研究都证实了该疗法治疗脑卒中后肢体痉挛是安全、有效的[4~8]。2011年,注射用A型肉毒毒素被评为治疗原发性颅、颈部肌张力障碍(除口下颌肌张力障碍)、书写痉挛的一线治疗药物(A级)[9]。国产注射用A型肉毒毒素(兰州生物制品研究所有限责任公司生产,出口商品名分别为Lantox/Prosigne/BTXA)自1993年获得新药证书上市以来,主要被应用于肌肉痉挛性疾病的治疗及医学美容。本研究的目的是评价国产注射用A型肉毒毒素治疗脑卒中后上肢痉挛的安全性和有效性。

一、资料和方法

(一) 研究对象

收集2014年9月至2016年2月于15家临床中心(中国医学科学院北京协和医院、解放军总医院、四川大学华西医院、浙江大学医学院附属邵逸夫医院、复旦大学附属华山医院、中山大学孙逸仙纪念医院、同济大学附属同济医院、青岛大学附属医院、华中科技大学同济医学院附属同济医院、浙江大学医学院附属第二医院、兰州大学第一医院、广州医科大学附属第一医院、武汉大学人民医院、江苏省人民医院、苏州大学附属第二医院)就诊的脑卒中后上肢痉挛患者178例,采用分层区组随机法,将其按2:1比例随机分为试验组($n=118$)和对照组($n=60$),决定受试者分组情况的随机数字由统计专家采用计算机软件(SAS9.4)程序产生。

本研究为前瞻性多中心随机双盲对照研究,获得医院伦理委员会批准[中国医学科学院北京协和医院:HS2014037;解放军总医院:C2014-30-02;四川大学华西医院:2014年临床试验(西药)审(57)号;浙江大学医学院附属邵逸夫医院:20140729.3;复旦大学附属华山医院:(2014)临审第(231)号;中山大学孙逸仙纪念医院:2014快审第(36)号;同济大学附属同济医院:伦审第235号;青岛大学附属医院:QYFYEC2014-025-01;华中科技大学同济医学院附属同济医院:(2014)伦审字(131)号;浙江大学医学院附属第二医院:(2014)伦审药第(101)号;兰州大学第一医院:2014伦审第(14)号;广州医科大学附属第一医院:医伦备(2014)第 08 号;武汉大学人民医院:(2014)伦审字(028)号;江苏省人民医院:2014-MD-132;苏州大学附属第二医院:(2014)伦审第(34)号],所有受试者均为自愿参加并签署书面知情同意书。

1. 入组标准

受试者均为脑卒中病史在 3 个月以上、伴有手腕和四指的痉挛的患者。改良 Ashworth 量表(MAS)评分(0~4 分):腕屈肌的肌张力≥2 分,四指屈肌的肌张力≥2 分。功能残疾量表(DAS)评分(0~3 分)在个人卫生、疼痛、穿衣和修饰 4 项中至少有 1 项评分≥2 分。如既往口服抗痉挛药物,其用药情况必须在入组研究前稳定至少 1 个月。如果接受物理治疗或作业治疗,其频率、类型和强度必须在入组研究前维持 1 个月以上。根据研究者的判断,受试者必须清楚地了解研究目的,并愿意且能够遵守要求完成研究。

2. 排除标准

孕妇、哺乳期妇女、计划受孕或无安全性避孕措施的育龄妇女;已知对研究药物及其成分过敏者;注射部位存在感染或皮肤病变者;被研究的肢体炎症明显,限制关节活动;不稳定的肝脏疾病患者(包括肝腹水、肝性脑病、凝血障碍、低蛋白血症、食管或胃底静脉曲张或持续黄疸),肝硬化和已知的胆道异常患者(除吉尔伯特综合征和无症状的胆结石);本研究前或计划对被研究的痉挛上肢进行手术治疗的患者;本研究前 1 个月内参加了其他药物临床试验者;本研究前 6 个月接受过任何型肉毒制剂治疗的患者;任何可能使受试者在使用 A 型肉毒毒素时风险升高的医疗情况,包括诊断为重症肌无力、Lambert-Eaton 综合征、肌萎缩性脊髓侧索硬化或其他可能干扰神经肌肉功能的疾病;本研究前或计划对被研究的肢体进行苯酚、酒精阻滞治疗痉挛的患者;正在使用鞘内注射巴氯芬治疗痉挛的患者;心肌复极间期(QTc)标准:QTc≥450 ms 或存在束支传导阻滞的受试者≥480 ms(该数值是根据单次心电图或短时内取得的 3 次心电图记录值的平均 QTc 值);肝功能检测:AST 和 ALT≥2 倍正常值上限(ULN);碱性磷酸酶和胆红素 >1.5 倍 ULN 的患者(如果胆红素是游离胆红素,且直接胆红素 <35%,则可以接受游离胆红素 >1.5 倍 ULN);研究期间需要使用氨基糖苷类抗生素以及其他干扰神经肌肉功能药物治疗的患者；临床不稳定的严重心血管、肾脏、呼吸系统疾病的患者；注射部位肌肉严重萎缩的患者（由研究者判断）；在本研究期间计划或预计使用新的抗痉挛药物的患者；本研究前 3 个月内或计划对被研究的上肢进行石膏治疗的患者；有严重认知障碍或精神疾病而影响试验执行或测评或药物依赖的患者；研究者认为有其他因素不适宜参加本研究的患者。

（二） 试验药物

试验组注射药物为国产注射用 A 型肉毒毒素（批号：20131241）；对照组注射不含 A 型肉毒毒素活性药用成分，仅含有辅料成分（明胶、蔗糖、右旋糖酐）的制品（批号：20121106）。上述药品均由兰州生物制品研究所有限责任公司制造。

（三） 材料与设备

1.0 mL 和 5.0 mL 注射器（塑料材质、一次性、可更换针头）；25～30 G 注射针头（深层的肌肉可能用到 22 G 针头）；肌电图仪（型号：NTS-2000，上海诺诚电气有限公司）。

（四） 试验方法

本研究分为核心期（1 周筛选期、12 周双盲治疗期）和扩展期（6 周开放治疗）两个阶段。核心试验阶段：对试验组（$n = 118$）的每例受试者注射 200 U（合并拇指肌张力障碍，注射 240 U）的国产 A 型肉毒毒素，对照组（$n = 60$）的每例受试者注射 0 U 国产 A 型肉毒毒素（安慰剂）。扩展试验阶段（178 例受试者中有 154 例参与）：每例受试者注射 200 U（如合并拇指肌张力障碍的受试者注射 240 U）的国产 A 型肉毒毒素。注射后第 1、4、6、8、12、16、18 周患者来院随访，并对其腕部屈肌、四指屈肌、拇指屈肌进行 MAS、DAS、总体评估量表（Global Assessment Scale，GAS）评分。每瓶药品用 2 mL 的 0.9% 氯化钠注射液稀释溶解后使用，使用肌电图仪帮助正确定位注射位点。注射位点和剂量：桡侧腕屈肌、尺侧腕屈肌和指深屈肌均注射 1 mL，各 1 个位点；指浅屈肌注射 1 mL，2 个位点；如果是拇指肌张力障碍的受试者，需在拇长屈肌和拇内收肌各加注 0.8 mL，各 1 个位点；点与点之间距离为 1.5～3.0 cm。先用酒精棉球消毒注射位点及其周边皮肤，用 25～30 G

针头,在适宜的肌肉定位引导下进行肌肉注射,对于深层肌肉必要时用 22 G 针头。注射深度应在肌肉层,不需麻醉,注射时应尽量做到准确、定量、慢注、减少渗漏。接受注射的受试者必须在医护人员的观察下停留 30 min 再离开留观室,以观察此间有无不良事件发生,靶肌肉注射位点如图 1 所示。

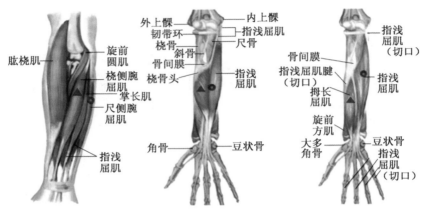

图1　治疗脑卒中后上肢痉挛注射位点图
（图中三角和圆圈分别代表所在肌肉的注射位点,其中指浅屈肌注射 2 个位点）

（五）疗效指标

1. 主要疗效指标

受试者注射药物后第 6 周腕屈肌肌张力的 MAS 评分较基线的变化值。

2. 次要疗效指标

（1）曲线下面积（area under the curve,AUC）:以时间点为横轴,以受试者腕屈肌的肌张力 MAS 的平均改变（即为注射后第 6、12 周腕屈肌的 MAS 评分与基线期腕屈肌的肌张力 MAS 评分的差值）为纵轴,绘制平滑曲线,曲线与横轴所围的面积即为 AUC。

（2）受试者在注射后第 1、4、8、12、16、18 周时（即注射后除第 6 周外的每次随访）腕屈肌的肌张力 MAS 评分较基线的改变。

（3）注射后每次访视时,腕屈肌治疗有效者的比例（治疗有效定义:腕屈肌肌张力的 MAS 评分降低至少 1 分）。

（4）受试者在注射后每次随访时,四指屈肌、拇指屈肌的肌张力

MAS 评分较基线的变化。

（5）受试者在注射后每次随访时 DAS 评分较基线的变化。

（6）研究医生在注射后每次随访时对受试者的 GAS 评分。

（7）受试者或者护理员在注射后每次随访时对受试者的 GAS 评分。

（8）比较对照组（12 周安慰剂 + 6 周国产注射用 A 型肉毒毒素）18 周时 MAS、DAS 评分较基线时的改变与国产注射用 A 型肉毒毒素组 6 周时 MAS、DAS 评分较基线时的改变。

（9）比较对照组（12 周安慰剂 + 6 周国产注射用 A 型肉毒毒素）18 周时 GAS 评分与国产注射用 A 型肉毒毒素组 6 周时 GAS 评分差异。

（六） 统计学方法

统计分析采用 SAS 9.4（Site 11202165）软件，分析过程全部程序化。由北京大学临床研究所负责本临床试验数据的统计分析。符合正态分布的计量资料采用均数 ± 标准差（$\bar{x} \pm s$）表示，不符合正态分布的计量资料用中位数（四分位数）表示，计数资料采用例数及百分比表示。计量资料的组间比较根据数据分布情况采用成组 t 检验（方差齐性、正态分布）或 Wilcoxon 秩和检验，分类数据采用 χ^2 检验或精确概率法检验，等级资料采用 Wilcoxon 秩和检验或 CMH 卡方（Cochran-Mantel-Haenszel χ^2）检验。主要疗效指标采用单侧优效性检验和协方差分析模型，其他指标的差异性检验为双侧检验，如不做特殊说明，以 $P < 0.05$ 作为差异有统计学意义的标准。

二、结果

（一） 受试者入组概况和基线特征

15 个临床中心计划入组受试者 180 例，实际入组 178 例（2 例试验组患者因随机入组后要求退出该研究），其中男性 89 例，女性 29 例，年龄 20 ~ 74 岁，平均（52.39 ± 13.42）岁。采用分层区组随机法，将其按 2 : 1 比例随机分为试验组（$n = 118$）和对照组（$n = 60$）。人口学特征分析显示：两组患者的性别、年龄、民族、身高、体重、合并疾病等指标差异无统计学意义（$P > 0.05$），具有可比性（表 1）。

表1　受试者的人口学和基线特征

项目	试验组 ($n=118$)	对照组 ($n=60$)	合计 ($n=178$)	检验值	P 值
年龄(岁,$\bar{x}\pm s$)	53.01 ± 13.38	51.17 ± 13.53	52.39 ± 13.42	-0.792^{b}	0.428
性别[例(%)]					
男性	89(75.42)	46(76.67)	135(75.84)	0.034^{c}	0.855
女性	29(24.58)	14(23.33)	43(24.16)		
民族[例(%)]					
汉族	118(100.00)	58(96.67)	176(98.88)		0.112^{d}
其他	0(0.00)	2(3.33)	2(1.12)		
身高(cm,$\bar{x}\pm s$)	167.72 ± 7.36	168.03 ± 7.23	167.83 ± 7.30	0.412^{b}	0.680
体重(kg,$\bar{x}\pm s$)	67.33 ± 11.76	67.23 ± 10.81	67.29 ± 11.42	0.051^{b}	0.959
受试者有无其他 疾病[例(%)]					
无	12(10.17)	4(6.67)	16(8.99)	0.597^{c}	0.440
有	106(89.83)	56(93.33)	162(91.01)		
腕部 MAS 评分 (分,$\bar{x}\pm s$)	2.64 ± 0.68	2.55 ± 0.67	2.61 ± 0.67	-0.874^{b}	0.382
四指 MAS 评分 (分,$\bar{x}\pm s$)	2.94 ± 0.74	2.83 ± 0.74	2.90 ± 0.74	-0.914^{b}	0.361
是否合并拇指肌张 力障碍[例(%)]					
否	26(22.03)	9(15.00)	35(19.66)	1.246^{c}	0.264
是	92(77.97)	51(85.00)	143(80.34)		
DAS 评分(分,$\bar{x}\pm s$)^{a}	2.40 ± 0.49	2.47 ± 0.50	2.42 ± 0.50	0.869^{b}	0.385

　　注:a 选取患者基线评分最严重的一项进行评价,若基线评分相同,选择主要疗效评价时间点相对基线疗效最差的一项作为最终 DAS 评分疗效结果;b 为 t 检验得到的 t 值;c 为 χ^{2} 检验得到的 χ^{2} 值;d 为 Fisher 精确概率法,无对应检验值。MAS,改良 Ashworth 量表;DAS,功能残疾量表;表3、表4同。

(二) 主要疗效评价

试验组治疗第 6 周腕屈肌肌张力 MAS 评分较基线变化 -1.00 (-2.00, -1.00)分,对照组治疗第 6 周腕屈肌肌张力 MAS 评分较基线变化 0.00(-0.50,0.00)分,含中心与分组交互项的协方差分析显示 $P = 0.102$,因此无中心与分组的交互作用。试验组注射后第 6 周腕屈肌的肌张力 MAS 评分较基线下降的修正均数为 1.302 ± 0.078,对照组注射后第 6 周腕屈肌的肌张力 MAS 评分较基线下降的修正均数为 0.456 ± 0.105,两组修正均数差为 0.845,95% 可信区间为 0.594 ~ 1.097,两组比较差异有统计学意义($t = 6.618, P < 0.01$),试验组疗效优于对照组,与国外同类试验得到了相似的结果[7~9]。

(三) 次要疗效评价

1. 腕屈肌肌张力 MAS 平均改变的 AUC

试验组腕屈肌的肌张力 MAS 平均改变 AUC 的平均值为 11.00 (6.75,17.75),对照组为 0.00(0.00,5.50),组间差异有统计学意义 ($Z = -7.271, P < 0.01$),试验组同对照组的平均 AUC 差值为 8.83,国外同类研究这两项的差值为 6.830[8],差值的结果优于国外的同类研究。

2. 腕屈肌治疗有效的患者比例

注射后腕屈肌治疗有效的患者比例情况见表 2,在核心试验阶段(第 1 周、4 周、6 周、8 周、12 周),试验组治疗有效率优于对照组,扩展试验阶段用药后(16 周、18 周)治疗有效率可达到 80% 以上,第 16 周组间比较差异无统计学意义($\chi^2 = 1.932, P = 0.165$),第 18 周组间比较差异有统计学意义($\chi^2 = 4.007, P = 0.045$),因为自第 12 周开始对照组受试者也使用了试验药物注射用 A 型肉毒毒素。

表 2　注射药品后腕屈肌治疗有效的患者比例[例(%)]

组别	注射后时间						
	第 1 周	第 4 周	第 6 周	第 8 周	第 12 周	第 16 周	第 18 周
试验组 ($n = 118$)							
有效	79 (67.52)	90 (76.92)	85 (77.98)	83 (74.11)	56 (50.45)	88 (89.80)	87 (92.55)

组别	注射后时间						
	第1周	第4周	第6周	第8周	第12周	第16周	第18周
无效	38 (32.48)	27 (23.08)	24 (22.02)	29 (25.89)	55 (49.55)	10 (10.20)	7 (7.45)
对照组 (n=60)							
有效	12 (20.34)	15 (25.86)	10 (18.18)	10 (18.18)	5 (9.62)	39 (82.98)	33 (80.49)
无效	47 (79.66)	43 (74.14)	45 (81.82)	45 (81.82)	47 (90.38)	8 (17.02)	8 (19.51)
χ^2 值	33.500	37.346	50.517	45.773	23.552	1.932	4.007
P 值	<0.01	<0.01	<0.01	<0.01	<0.01	0.165	0.045

注：治疗有效的定义为腕屈肌肌张力的改良 Ashworth 量表评分降低至少 1 分。

3. MAS、DAS、GAS 评分

腕屈肌、四指屈肌、拇指屈肌肌张力 MAS 评分试验组和对照组无论组内还是组间在核心试验阶段较治疗前差异均有统计学意义($P<0.01$)，试验组在用药后 4~6 周可获得 MAS 评分的最大疗效，MAS 评分的改善可维持到 12 周；扩展试验阶段由于受试者全部接受了注射用 A 型肉毒毒素的治疗，所以注射后 16 周和 18 周组间差异无统计学意义，但第 2 次用药后 4 周及 6 周的 MAS 评分改善优于第 1 次和对照组扩展阶段用药后 4 周及 6 周的疗效，说明连续使用 A 型肉毒毒素治疗可获得持续的疗效。试验数据详见表 3。

表 3　试验组和对照组患者腕屈肌、四指屈肌、拇指屈肌肌张力的 MAS 评分、DAS 评分及研究医师和受试者或护理员 GAS 评分较基线值的变化

[分,中位数(四分位数)]

项目	时间	试验组(n=118)		对照组(n=60)		Z 值	P 值
		例数	评分变化	例数	评分变化		
MAS 评分较基线变化							
腕部	第1周	118	-1.00 (-1.50, -0.50)	60	0.00 (-0.50, 0.00)	6.241	<0.01

续表

项目	时间	试验组（$n=118$）		对照组（$n=60$）		Z 值	P 值
		例数	评分变化	例数	评分变化		
	第 4 周	118	-1.00 $(-2.00,-1.00)$	60	0.00 $(-1.00,0.00)$	6.715	<0.01
	第 6 周	118	-1.00 $(-2.00,-1.00)$	60	0.00 $(-0.50,0.00)$	6.618	<0.01
	第 8 周	112	-1.00 $(-2.00,-0.50)$	55	0.00 $(-0.50,0.01)$	6.467	<0.01
	第 12 周	111	-1.00 $(-1.00,0.00)$	52	0.00 $(-0.50,0.00)$	4.676	<0.01
	第 16 周	98	-1.50 $(-2.00,-1.00)$	47	-1.50 $(-2.00,-1.00)$	1.274	0.203[a]
	第 18 周	94	-1.50 $(-2.00,-1.00)$	41	-1.50 $(-2.00,-1.00)$	0.849	0.396[a]
四指	第 1 周	117	-1.00 $(-2.00,-1.00)$	59	0.00 $(-1.00,0.00)$	6.194	<0.01
	第 4 周	117	-1.50 $(-2.00,-1.00)$	58	0.00 $(-1.00,0.00)$	6.411	<0.01
	第 6 周	109	-1.00 $(-2.00,-1.00)$	55	0.00 $(-1.00,0.00)$	6.101	<0.01
	第 8 周	112	-1.00 $(-2.00,-1.00)$	55	0.00 $(-1.00,0.00)$	5.464	<0.01
	第 12 周	111	-0.50 $(-1.00,0.00)$	52	0.00 $(-0.50,0.00)$	3.859	<0.01
	第 16 周	98	-2.00 $(-2.50,-1.00)$	47	-1.50 $(-2.00,-1.00)$	1.302	0.193[a]
	第 18 周	94	-2.00 $(-2.00,-1.00)$	41	-1.50 $(-2.00,-1.00)$	1.767	0.077[a]
拇指	第 1 周	88	-1.00 $(-1.50,0.50)$	50	0.00 $(-1.00,0.00)$	4.630	<0.01
	第 4 周	89	-1.00 $(-2.00,-0.50)$	49	0.00 $(-1.00,0.00)$	5.090	<0.01
	第 6 周	83	-1.00 $(-2.00,-1.00)$	47	0.00 $(-1.00,0.00)$	5.617	<0.01

项目	时间	试验组(n=118)		对照组(n=60)		Z值	P值
		例数	评分变化	例数	评分变化		
	第8周	86	−1.00 (−2.00,−0.50)	46	0.00 (−1.00,0.00)	4.959	<0.01
	第12周	83	−1.00 (−1.00,0.00)	43	0.00 (−1.00,0.00)	3.407	<0.01
	第16周	73	−1.50 (−2.00,−1.00)	39	−1.00 (−2.00,−1.00)	0.593	0.553[a]
	第18周	71	−1.50 (−2.00,−1.00)	35	−1.00 (−2.00,−1.00)	0.919	0.358[a]
DAS 评分较基线变化							
	第1周	117	0.00 (−1.00,0.00)	59	0.00 (0.00,0.00)	1.848	0.065[b]
	第4周	117	0.00 (−1.00,0.00)	58	0.00 (0.00,0.00)	1.642	0.101[b]
	第6周	109	0.00 (−1.00,0.00)	55	0.00 (−1.00,0.00)	1.325	0.185[b]
	第8周	112	0.00 (−1.00,0.00)	55	0.00 (−1.00,0.00)	1.158	0.247[b]
	第12周	111	0.00 (−1.00,0.00)	52	0.00 (0.00,0.00)	0.885	0.376[b]
	第16周	98	−1.00 (−1.00,0.00)	47	−1.00 (−1.00,0.00)	−1.154	0.248[a]
	第18周	94	−1.00 (−1.00,0.00)	41	−1.00 (−1.00,0.00)	−1.270	0.204[a]
GAS 评分较基线变化							
研究医师评分	第1周	117	2.00 (1.00,3.00)	59	0.00 (0.00,1.00)	−6.267	<0.01
	第4周	117	2.00 (2.00,3.00)	58	0.00 (0.00,1.00)	−6.821	<0.01
	第6周	109	2.00 (2.00,3.00)	55	0.00 (0.00,2.00)	−6.505	<0.01
	第8周	112	2.00 (1.00,3.00)	55	0.00 (0.00,1.00)	−6.005	<0.01

续表

项目	时间	试验组（$n=118$）		对照组（$n=60$）		Z 值	P 值
		例数	评分变化	例数	评分变化		
	第12周	111	1.00 (1.00, 2.00)	52	0.00 (0.00, 1.00)	-4.695	<0.01
	第16周	98	3.00 (2.00, 3.00)	47	2.00 (2.00, 3.00)	-1.946	0.052[a]
	第18周	94	3.00 (2.00, 3.00)	41	2.00 (2.00, 3.00)	-2.283	0.022
受试者或护理员评分	第1周	117	2.00 (1.00, 2.00)	59	0.00 (0.00, 1.00)	-5.604	<0.01
	第4周	117	2.00 (1.00, 3.00)	58	0.00 (0.00, 1.00)	-6.464	<0.01
	第6周	109	2.00 (1.00, 3.00)	55	0.00 (0.00, 1.00)	-6.579	<0.01
	第8周	112	2.00 (1.00, 3.00)	55	0.00 (0.00, 1.00)	-5.672	<0.01
	第12周	111	1.00 (1.00, 2.00)	52	0.00 (0.00, 1.00)	-4.462	<0.01
	第16周	98	2.00 (2.00, 3.00)	48	2.00 (1.00, 3.00)	-2.081	0.037
	第18周	94	3.00 (2.00, 3.00)	41	2.00 (1.00, 3.00)	-2.006	0.045

注：a，第16周和第18周两组比较，$P>0.05$，主要因为对照组在第12周开始也接受了注射用 A 型肉毒毒素的治疗；b，我们在基线及每次随访时选取了患者基线评分较重的 1 项进行评价，若存在基线最大评分有 2 项相同分数时，则选择其中疗效较差的 1 项作为最终的 DAS 评分疗效结果，且 DAS 评分有一定主观性，这可能是 DAS 评分两组差异无统计学意义的原因。GAS，总体评估量表；表 4 同。

DAS 评分试验组和对照组在组内不同时间点较基线期相比差异有统计学意义（$P<0.01$），组间比较两组差异无统计学意义（$P>0.05$）。

试验组的研究医师和受试者或护理员 GAS 评分，在所有时间点均获得较好的改善，显著优于对照组；全部受试者第 18 周时的屈腕指痉挛状态均可获得中度以上的改善，且试验组在第 18 周的 GAS 评分优于仅使用 1 次试验药物的对照组患者，说明连续使用肉毒素治疗可获得持续的疗效。

4. 对照组 18 周时 MAS、DAS、GAS 评分较基线时改变与试验组 6 周时 MAS、DAS 评分较基线时改变的比较（表 4）

由表 4 数据可知，第 1 次使用试验药后 6 周（试验组第 6 周时）与第 2 次使用试验药后 6 周（对照组 18 周时）在腕屈肌、四指、拇指屈肌 MAS 评分以及 GAS 评分的改善上无明显差异。

但第 1 次使用试验药后 6 周（试验组第 6 周时）DAS 评分较基线下降与第 2 次使用试验药后 6 周（对照组 18 周时）组间比较差异有统计学意义（$P < 0.01$），对照组第 18 周时 DAS 评分改善情况更好，这可以解释为对照组的患者虽然同试验组一样都是使用药物 6 周后进行评价，但对照组患者的病程比试验组多出 12 周的对照药治疗，且上肢痉挛本身随病程发展可能有一定的自愈性，因此获得了更好的 DAS 评分改善。

表 4　对照组 18 周时 MAS、DAS、GAS 评分较基线时
改变与试验组 6 周时比较［分，中位数（四分位数）］

组别		MAS			DAS	GAS	
		腕屈肌	四指	拇指		研究者医师	受试者或护理人员
试验组（$n = 118$）	例数	109	109	83	109	109	109
	评分改变	1.00 (1.00, 2.00)	1.00 (1.00, 2.00)	1.00 (1.00, 2.00)	0.00 (0.00, 1.00)	2.00 (2.00, 3.00)	2.00 (1.00, 3.00)
对照组（$n = 60$）	例数	41	41	35	41	41	41
	评分改变	1.50 (1.00, 2.00)	1.50 (1.00, 2.00)	1.00 (1.00, 2.00)	1.00 (0.00, 1.00)	2.00 (2.00, 3.00)	2.00 (1.00, 3.00)
Z 值		0.835	0.215	0.113	3.916	0.053[a]	0.367[a]
P 值		0.404	0.830	0.910	<0.01	0.958	0.713

（四）安全性评价

1. 核心阶段

试验组 118 例患者中有 10 例发生 13 次不良反应，发生率为 8.47%（10/118），对照组有 3 例发生 3 次不良反应，发生率为 5.00%（3/60），全部为轻至中度不良反应，无重度不良反应发生。试验组与对照组在不良反应发生率上的差异无统计学意义（$P = 0.547$）。两组各类型不良反应的发生率：各类检查值异常，表现为白细胞计数、ALT、血肌酸磷酸激酶水平升高等，试验组发生率为 6.78%（8/118），对照组发生率为 0（0/60）；神经系统疾病，表现为肌无力、癫痫，试验组发生率为 0.85%（1/118），对照组发生率为 1.67%（1/60）；全身性疾病及给药部位各种反应，表现为疲乏、注射部位痛、注射部位血肿，试验组发生率为 0.85%（1/118），对照组发生率为 3.33%（2/60）；胃肠系统疾病，表现为恶心，试验组发生率为 0.85%（1/118），对照组发生率为 0（0/60）。

2. 扩展阶段

参与扩展阶段试验的患者共 154 例，其中 3 例患者发生 4 次不良反应，发生率为 1.95%（3/154），严重程度均为轻度，无重度不良反应发生。不良反应包括：肝胆系统疾病，表现为肝细胞损伤，发生率为 0.65%（1/154）；各类检查值异常，表现为 ALT 水平升高、尿白细胞阳性、尿红细胞阳性、血肌酸磷酸激酶水平升高，发生率为 1.30%（2/154）。

3. 严重不良事件

核心阶段试验组有 7 例发生 9 次严重不良事件，发生率为 5.93%（7/118）；对照组有 4 例发生 4 次严重不良事件，发生率为 6.67%（4/60）。两组在严重不良事件发生率上的差异无统计学意义（$P = 1.000$）。进入扩展阶段有 4 例患者发生 4 次严重不良事件，发生率为 2.60%（4/154）。实验室检查结果分析，研究药物对生命体征及体格检查无有临床意义的不良影响，对病毒感染（指乙型肝炎表面抗原及抗 HCV）无不良影响，本研究中无尿妊娠阳性事件发生。

三、讨论

肢体痉挛尤其是上肢痉挛是脑卒中后常见的后遗症之一。有效降低肢体张力可帮助患者逐步提高肢体功能恢复水平并最大限度地提高患者的生活质量。注射 A 型肉毒毒素的方法近年被认为是治疗痉挛状态特别是脑卒中后肢体痉挛的有效方法之一[10~11]。

本研究经多中心、分层区组随机法、双盲、安慰剂平行对照的研究方法进行的临床试验结果显示，国产注射用 A 型肉毒毒素治疗脑卒中后上肢痉挛是安全、有效的。主要疗效指标选择第 6 周时腕屈肌肌张力 MAS 评分较基线的变化值，结果显示试验组疗效显著优于对照组，得到了与国外同类试验相似的结果[7~9]。同时，本研究涉及 10 项次要疗效指标评价：（1）第 16、18 周 DAS 评分试验组与对照组疗效无差异。（2）对照组 18 周时 MAS、DAS 评分较基线时的改变与试验组 6 周时 MAS、DAS 评分较基线时改变，这两组间无差异。（3）对照组 18 周时 GAS 评分与试验组 6 周时 GAS 评分比较两组间无差异。除这三种情况外，试验组疗效都优于对照组。其中第 16、18 周时的腕屈肌、四指屈肌和拇指屈肌的肌张力 MAS 评分较基线的变化值、腕屈肌肌张力 MAS 评分治疗有效的患者比例、DAS 评分、研究医师 GAS 评分、受试者或护理员在注射后每次随访时 GAS 评分结果均显示两组差异无统计学意义，主要是因为对照组在第 12 周也开始接受了国产注射用 A 型肉毒毒素的治疗。同样，比较对照组（12 周安慰剂＋6 周国产注射用 A 型肉毒毒素）第 18 周时的 MAS 评分较基线时的改变和 GAS 评分与国产注射用 A 型肉毒毒素组第 6 周时 MAS、GAS 评分较基线时的改变，结果显示两组差异无统计学意义，再次证实了国产注射用 A 型肉毒毒素治疗脑卒中后上肢痉挛的有效性。

关于 DAS 评分的评价，应在基线时由患者从个人卫生（hygiene）、疼痛（pain）、穿衣（dressing）或修饰（limb posture）4 项中选择认为对生活质量影响最大的 1 项进行评分，并在后面随访中跟踪基线选择的其中 1 项来评价评分。但在本研究中，患者在基线及每次随访时，对以上 4 项分别都做了评分，在统计分析时，选取了患者基线评分较重的 1 项进行评价，若存在基线最大评分有 2 项相同分数时，则选择其中疗效较差的 1 项作为最终的 DAS 评分疗效结果；且本研究入选患者的标准为 MAS 及 DAS 评分为≥2 分，国外入选的患者人群为腕屈肌评分 3 分或 4 分的患者，入选患者人群症状较轻，而且 DAS 评分的评价具有一定的主观性，这可能是造成两组 DAS 评分差异无统计学意义的原因。

对照组在第 18 周时的 DAS 评分改善情况较试验组第 6 周时 DAS 评分下降更多，改善情况更好，可以解释为对照组患者虽然同试验组患者一样都是使用试验药物 6 周后进行评价，但对照组患者的病程比试验组患者平均长 12 周，而卒中后上肢痉挛本身随病程发展可能有一定的自愈性，卒中后 1 年尤其半年为恢复期，肢体功能可以随神经元功能代偿及康复锻炼逐步改善，因此，病程偏长的患者相对基线值获得了更好的 DAS 评分改善。

本研究结果证实了上肢局部注射国产 A 型肉毒毒素可以安全、有效地改善脑卒中后上肢痉挛患者的痉挛程度和健康水平，提高患者的日常生活活动能力和生活质量。未来我们将进一步优化脑卒中后上肢痉挛的治疗剂量及治疗开始时间，同时本试验研究结果将用于 A 型肉毒毒素治疗小儿脑瘫引起的肢体痉挛的有效性和安全性研究，并将为小儿脑瘫的康复训练创造最佳时机。

四、参考文献

［1］ 中华医学会神经病学分会，中华医学会神经病学分会神经康复学组，中华医学会神经病学分会脑血管病学组. 中国脑卒中早期康复治疗指南［J］. 中华神经科杂志，2017，50（6）：405 - 412. DOI：10. 3760/cma. j. issn. 1006 - 7876. 2017. 06. 002.

［2］ Erbguth FJ. Naumann M. Historical Aspects of Botulinum Toxin：Justin Kerner（1786—1862） and the "sausage poison"［J］. *Neurology*，1999，53（8）：1850 - 1853.

［3］ Scott AB. Botulinum Toxin Injection of Eye Muscles to Correct Strabismus［J］. *Trans Am OphthalmolSoc*，1981，79：734 - 770.

［4］ Das TK，Park DM. Effect of Treatment with Botulinum Toxin on Spasticity［J］. *Postgrad Med J*，1989，65（762）：208 - 210.

［5］Rosales RL,Chua-Yap AS. Evidence-based Systematic Review on the Efficacy and Safety of Botulinum Toxin-A Therapy in Post-stroke Spasticity［J］. *J Neural Transm(Vienna)*,2008,115(4):617-623. DOI:10. 1007/s00702-007.0869.3.

［6］Rodgers H,Shaw L,Price C,et al. Study Design and Methods of the BoTULS Trial:a Randomised Controlled Trial to Evaluate the Clinical Effect and Cost Effectiveness of Treating Upper Limb Spasticity due to Stroke with Botulinum Toxin Type A［J］. *Trials*, 2008,9:59. DOI:10. 1186/1745-6215-9－59.

［7］Elovic EP,Brashear A,Kaelin D,et al. Repeated Treatments with Botulinum Toxin Type A Produce Sustained Decreases in the Limitations Associated with Focal Upper-limb Poststroke Spasticity for Caregivers and Patients［J］. *Arch Phys Med Rehabil*,2008,89(5):799－806. DOI:10. 1016/j. apmr. 2008.01,007.

［8］Kaji R,Osako Y,Suyama K,et al. Botulinum Toxin Type A in Post-stroke Upper Limb Spasticity［J］. *Curr Med Res Opin*,2010,26(8): 1983－1992. DOI:10.1185/03007995.2010.497103.

［9］Albanese A,Asmus F,Bhatia KP,et al. EFNS Guidelines on Diagnosis and Treatment of Primary Dystonias［J］. *Eur J Neurol*, 2011,18 (1):5－18. DOI:10.1111/j. 1468-1331.2010.03042. x.

［10］王信义,吴逸雯,谢青,等. A 型肉毒毒素局部注射治疗脑卒中后上肢痉挛［J］. 内科理论与实践,2013,8(3):209－212.

［11］Brin MF. Botulinumtoxin:Chemistry, Pharmacology, Toxicity, and Immunology［J］. *Muscle Nerve Suppl*,1997,6:S146－168.

（杨英麦,梁琪,万新华,王琳,陈苏玲,吴强,张雪平,于生元,商慧芳,胡兴越,卢家红,陶恩祥,聂志余,潘旭东,唐荣华,张宝荣,陈军,谭红愉,董红娟,励建安,罗蔚锋,姚晨）

（本文原载于《中华神经科杂志》2018 年第 51 卷第 5 期）

应用 A 型肉毒毒素治疗帕金森病合并抑郁症患者的疗效和安全性研究

目的：评估 A 型肉毒毒素治疗帕金森病合并抑郁症患者的疗效和安全性。

方法：前瞻性收集 2016 年 8 月至 2018 年 11 月在苏州大学附属第二医院神经内科门诊就诊或住院的 42 例伴有抑郁症的帕金森病患者，根据治疗方法将其分为 A 型肉毒毒素组(28 例)和舍曲林组(14 例)，A 型肉毒毒素组予以 100 U A 型肉毒毒素眉间、额前、双侧外眦、颞部 20 个点注射，舍曲林组予以 50～100(55.36±14.47) mg/d 舍曲林口服治疗，分别比较两组治疗前以及治疗后 2 周、4 周、8 周和 12 周的汉密尔顿抑郁量表(HAMD-17)、抑郁自评量表(SDS)、汉密尔顿焦虑量表(HAMA-14)评分和焦虑自评量表(SAS)各情绪量表评分，以及两个治疗组各项情绪量表评分之间的差异，同时比较两治疗组各随访时间点抑郁症、焦虑症缓解率(定义为 HAMD、HAMA 评分<7 分)，评估 A 型肉毒毒素治疗帕金森病伴抑郁症状患者的疗效和安全性。

结果：A 型肉毒毒素组和舍曲林组患者在治疗后的 2 周、4 周、8 周和 12 周 HAMD、SDS、HAMA 以及 SAS 评分均较基线评分降低，其中 A 型肉毒毒素组 HAMD、SDS 评分下降明显(HAMD 评分：$F=12.930, P<0.01$；SDS 评分：$F=5.022, P=0.001$)，舍曲林组 HAMD、SDS 评分也下降明显(HAMD 评分：$F=2.883, P=0.030$；SDS 评分：$F=3.427, P=0.013$)。但两组之间 HAMD、SDS 评分差异无统计学意义(均 $P>0.05$)。HAMD 评分结果显示，2 周、4 周时 A 型肉毒毒素组抑郁症缓解率较舍曲林组高，分别为 17.9%(5/28)、35.7%(10/28)，而舍曲林组分别为 2/14、4/14，8 周、12 周时舍曲林组抑郁症缓解率较 A 型肉毒毒素组高，8 周、12 周时两组分别为 7/14、9/14、46.4%(13/28)、53.6%(15/28)，两组缓解率在各随访时间点差异均无统计学意义(均 $P>0.05$)。在 A 型肉毒毒素组男性和女性帕金森病患者之间，HAMD 评分差异无统计学意义($P>0.05$)。42 例患者中 A 型肉毒毒素组有 2 例出现眉间肌肉发僵感，分别持续 2 周、1 个月后好转；舍曲林组有 2 例出现头痛、头晕症状，2 例出现恶心口干，持续约 2 周后好转。两组不良反应发生率差异无统计学意义（$P = 0.197$）。

结论：A 型肉毒毒素通过眼周表情肌注射，可以明显改善帕金森病患者的抑郁症状，且疗效持续时间长、不良反应发生率较低，安全性高，可考虑作为治疗帕金森病伴抑郁症患者的一种安全有效的新方法。

关键词：帕金森病；抑郁症；A 型肉毒毒素；治疗结果

临床试验注册：中国临床试验注册中心，ChiCTR1800019802

DOI：10.3760/cma. j. issn. 1006-7876. 2019.09.

Clinical Study on the Efficacy and Safety of Botulinum Toxin A in the Treatment of Parkinson's Disease with Depression

Objective：To explore the curative effect and safety of botulinium toxin A（BTX-A）on depressive disorder in patients with Parkinson's disease（PD）.

Method：Forty-two cases of PD with depression prospectively recruited in the Second Hospital Affiliated to Soochow University from August 2016 to November 2018 were divided into two groups：28 patients in BTX-A group（administered with 100 U BTX-A injection on patients' eyebrow, forehead, bilateral lateral canthus and temporal region at 20 loci）, 14 patients in sertraline（control）group［administered with 50 ~ 100（55.36 ± 14.47）mg/d sertraline］. The scores of Hamilton Depression Rating Scale（HAMD）, Self-rating Depression Scale（SDS）, Hamilton Rating Scale for Anxiety（HAMA）, Self-rating Anxiety Scale（SAS）after treatment for 2 weeks, 4 weeks, 8 weeks and 12 weeks were compared with the scores of each emotional rating scale for baseline respectively. Meanwhile, the differences in the scores of each emotional scale between the two treatment groups were compared. In addition, the remission rates of depression and anxiety（defined as HAMD, HAMA scores < 7）at each follow-up time point between the two groups were compared to evaluate the efficacy and safety of BTX-A in the treatment of

PD patients with depression.

Result：The scores of HAMD, HAMA, SDS, SAS in the BTX-A group and the sertraline group reduced compared to baseline after treatment (at the 2nd, 4th, 8th, 12th weeks). The scores of HAMD and SDS in the BTX-A group (HAMD scores：$F = 12.930$, $P < 0.01$; SDS scores：$F = 5.022$, $P = 0.001$) and those in the sertraline group (HAMD scores：$F = 2.883$, $P = 0.030$; SDS scores：$F = 3.427$, $P = 0.013$) were significantly lower compared to baseline, but there was no statistically significant difference in the scores of HAMD and SDS between the two groups ($P > 0.05$). HAMD score showed that the remission rate of depression in the BTX-A group [17.9% (5/28), 35.7% (10/28)] was higher than that of the sertraline group (2/14, 4/14) at the 2nd and 4th weeks. At the 8th and 12th weeks, the remission rate of depression in the sertraline group (7/14, 9/14) was higher than that of the BTX-A group [46.4% (13/28), 53.6% (15/28)]. There was no statistically significant difference in remission rate of depression between the two groups at each follow-up time point ($P > 0.05$). There was no statistically significant difference in HAMD scores between males and females in the BTX-A group ($P > 0.05$). Two of the 28 patients in the BTX-A group had frown muscle stiffness, which lasted for two weeks and improved in one month. Two patients in the sertraline group had headache and dizziness, and two patients had dry mouth and nausea, which improved after two weeks. There was no statistically significant difference in the incidence of adverse reactions between the two groups ($P = 0.197$).

Conclusion：BTX-A intraocular facial muscle injection can significantly improve the depressive symptoms of PD patients, and the effect lasts for a long time, with low incidence of side effects and high safety, which can be considered as a safe and effective new method for PD patients with depressive symptoms.

Key words：Parkinson disease; depressive disorder; botulinum toxins type A; treatment outcome

Trial Registration：Chinese Clinical Trial Registry，ChiCTR180 0019802

Conflicts of interest：None declared.

DOI：10. 3760/cma. j. issn. 1006-7876. 2019. 09.

帕金森病(Parkinson's disease)是中老年人常见的神经系统退行性疾病之一,症状包括典型运动症状(如行动迟缓、静止性震颤、肌强直等)和非运动症状(●)如嗅觉减退、抑郁、自主神经障碍及认知障碍等[1]。近年来研究显示,抑郁是帕金森病患者最常见的精神症状之一,超过50%的帕金森病患者伴有抑郁症状,给患者的日常生活带来了严重的影响[2~3]。目前,抗抑郁药物为治疗帕金森病伴抑郁症(Parkinson's disease with depression, PDD)的常用药物,尤其是五羟色胺再摄取抑制剂(selective serotonin reuptake inhibitor, SSRI,如舍曲林、艾司西酞普兰等)[4]。然而,口服药物治疗存在着药物相互作用、不良反应增多等缺点。另外,有研究显示,重复经颅磁刺激、电休克疗法以及认知行为治疗方法对 PDD 有效[5~7],但这些研究缺乏大样本的循证医学证据,因此需要寻找一种新的治疗 PDD 的方法。研究结果显示,A型肉毒毒素(botulinum toxin A, BTX-A)能有效治疗原发性抑郁[8~10]。但尚未见 BTX-A 治疗 PDD 的报道,因此本研究的目的就是探索 BTX-A 治疗 PDD 的疗效及安全性。

一、资料和方法

(一) 病例选择

前瞻性选择 2016 年 8 月至 2018 年 11 月在苏州大学附属第二医院神经内科门诊就诊或住院的 42 例 PDD 患者。所有患者均符合英国帕金森病脑库帕金森病诊断标准,和 DSM-IV(Diagnostic and statistical manual of mental disorders-IV)中关于抑郁症的诊断标准[11]。使用汉密尔顿抑郁量表(Hamilton Rating Scale for Depression, HAMD)对帕金森病患者进行评分,≥7 分为入组标准。

排除标准:年龄 >80 岁,Hoehn-Yahr 分级 ≥4 级,合并严重的认知及精神障碍,同时服用其他抗精神病药物,既往有抑郁等精神疾病个人史及家族史。

本研究为前瞻性非随机对照研究,经过苏州大学附属第二医院伦理委员会批准(批号:JD-LK-2017-011-02),所有患者在试验前均签署知情同意书。

(二) 研究方法

1. 病例分组

根据治疗方法将42例PDD患者分为BTX-A组(28例)和舍曲林组(对照组,14例),收集所有患者的性别、年龄、病程、统一帕金森病评定量表(UPDRS)评分、Hoehn-Yahr分级资料。

2. 治疗方法

对两组受试者给予常规的抗帕金森病药物治疗,且在研究随访期间基本保持不变。对BTX-A组患者给予一次性注射100 U BTX-A(稀释于2 mL的0.9%生理盐水中,兰州生物制品研究所生产),使用1 mL的注射器于眉间、额前、双侧外眦、颞部20个位点注射(图1);对照组口服舍曲林50~100(55.36±14.47)mg/d(辉瑞制药有限公司,美国)。

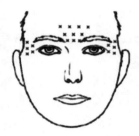

图1 A型肉毒毒素注射位点示意图

Fig. 1 Schematic diagram of injection site of botulinum toxin type A.

3. 心理测评量表的评定

选择HAMD、汉密尔顿焦虑量表(Hamilton Rating Scale for Anxiety, HAMA)、抑郁自评量表(Self-rating Depression Scale, SDS)、焦虑自评量表(Self-rating Anxiety Scale, SAS)分别于治疗前和治疗后2周、4周、8周、12周进行随访,评估两组受试者的抑郁、焦虑症状,同时比较两组在各随访时间点的抑郁症、焦虑症缓解率(定义为HAMD和HAMA评分<7分)。以上心理量表测评均由受过一致性培训的心理测评人员完成。

(三) 统计学方法

采用SPSS 23.0软件进行统计学分析。近似正态分布计量资料用均数±标准差($\bar{x}$±s)表示,两治疗组间的比较采用两独立样本t检验。分类变量采用例数(%)表示,组间比较采用卡方检验或精确概率法检验。对BTX-A治疗组或舍曲林治疗组患者治疗前后的HAMD、HAMA、SDS、

SAS 评分采用单因素方差分析进行比较,各情绪量表在各随访时间点评分与基线的比较采用 Dunnett-t 检验,两组间不同随访时间点评分采用双因素方差分析进行比较。$P \leqslant 0.05$ 表示差异有统计学意义。

二、结果

(一) 两组病例的基线资料

BTX-A 组患者年龄为(67.86 ± 8.26)岁,舍曲林组为(69.42 ± 12.71)岁,两组的年龄差异无统计学意义。其中 BTX-A 组有 17 例(60.7%,17/28)女性患者,舍曲林组有 8 例(8/14)女性患者。两组在病程[BTX-A 组:(78.39 ± 42.83)月,舍曲林组:(76.93 ± 48.03)月]、UPDRS 评分[分别为(33.04 ± 23.86)分、(33.83 ± 24.92)分]、Hoehn-Yahr 分级[分别为(2.13 ± 1.01)级、(2.36 ± 1.17)级]等方面的差异无统计学意义。BTX-A 组和舍曲林组的 HAMD 评分[分别为(15.71 ± 5.05)分、(16.14 ± 6.92)分]、SDS 评分[分别为(51.89 ± 9.86)分、(47.36 ± 9.21)分]、HAMA 评分[分别为(14.93 ± 5.64)分、(15.07 ± 7.57)分]和 SAS 评分[分别为(46.64 ± 7.41)分、(46.21 ± 12.10)分]差异无统计学意义。两组患者基线抑郁、焦虑程度相当,具有可比性(表1)。

表1 研究对象的基本特征

Table 1 Characteristics of the Study Population

项　目	A 型肉毒毒素组 (n = 28)	舍曲林组(n = 14)	P 值
年龄(岁, $\bar{x}$ ±s)	67.86 ± 8.26	69.42 ± 12.71	0.58
女性例数	17	8	0.82
病程(月, $\bar{x}$ ±s)	78.39 ± 42.83	76.93 ± 48.03	0.92
UPDRS 总分(分, $\bar{x}$ ±s)	33.03 ± 23.86	33.83 ± 24.92	0.91
Hoehn-Yahr 分级($\bar{x}$ ±s)	2.13 ± 1.01	2.36 ± 1.17	0.49
HAMD 评分(分, $\bar{x}$ ±s)	15.71 ± 5.05	16.14 ± 6.92	0.83
HAMA 评分(分, $\bar{x}$ ±s)	14.93 ± 5.64	15.07 ± 7.57	0.97
SDS 评分(分, $\bar{x}$ ±s)	51.89 ± 9.86	47.36 ± 9.21	0.15
SAS 评分(分, $\bar{x}$ ±s)	46.64 ± 7.41	46.21 ± 12.10	0.89

注:UPDRS,统一帕金森病评定量表;HAMD,汉密尔顿抑郁量表;HAMA,汉密尔顿焦虑量表;SDS,抑郁自评量表;SAS,焦虑自评量表。

（二）BTX-A 和舍曲林组治疗后各情绪量表评分随访结果

BTX-A 组各情绪量表评分均较基线明显下降（HAMD 评分：$F = 12.930, P < 0.01$；SDS 评分：$F = 5.022, P = 0.001$；HAMA 评分：$F = 6.104, P = 0.000$；SAS 评分：$F = 5.022, P = 0.002$）；舍曲林组 HAMD、SDS 评分也较基线均明显下降（HAMD 评分：$F = 2.883, P < 0.05$；SDS 评分：$F = 3.427, P = 0.013$），HAMA 评分（$F = 1.828, P = 0.134$）、SAS 评分（$F = 1.987, P = 0.107$）较基线下降，但不明显（图 2、图 3）。

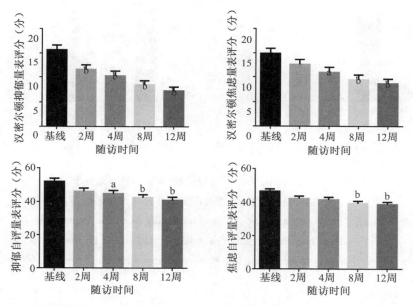

经过单因素方差分析，采用 Dunnett-t 检验进行两两比较，与基线比较，[a]$P < 0.05$，[b]$P < 0.01$

图 2 A 型肉毒毒素组汉密尔顿抑郁量表、汉密尔顿焦虑量表、抑郁自评量表、焦虑自评量表评分随访变化图

Fig. 2 Follow-up changes of Hamilton Rating Scale for Depression, Hamilton Rating Scale for Anxiety, Self-rating Depression Scale and Self-rating Anxiety Scale scores in botulinum toxin A group.

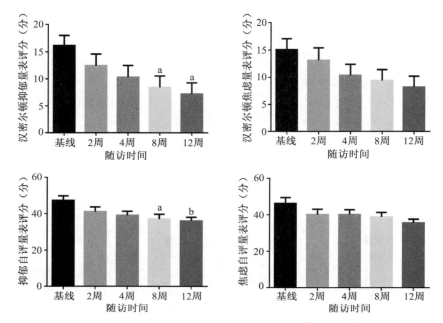

经过单因素方差分析,采用 Dunnett-t 检验进行两两比较,与基线比较,[a] $P <$ 0.05,[b] $P < 0.01$

图3 舍曲林组汉密尔顿抑郁量表、汉密尔顿焦虑量表、

抑郁自评量表、焦虑自评量表评分随访变化图

Fig. 3 Follow-up changes of Hamilton Rating Scale for Depression,

Hamilton Rating Scale for Anxiety, Self-rating Depression Scale

and Self-rating Anxiety Scale scores in sertraline group.

(三) BTX-A 组和舍曲林组各情绪量表评分结果比较

BTX-A 组和舍曲林组之间 HAMD、HAMA、SDS、SAS 评分在 2 周、4 周、8 周和 12 周差异均无统计学意义(均 $P > 0.05$;图 4)。

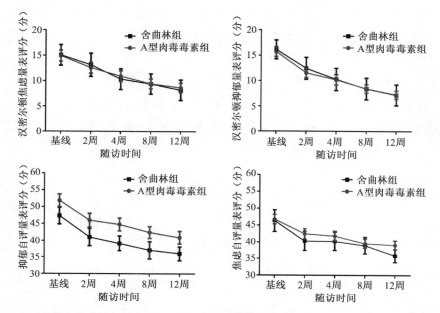

双因素方差分析结果显示,两组间各情绪量表评分在各随访时间点相比较差异无统计学意义

图4 A型肉毒毒素和舍曲林组汉密尔顿抑郁量表、汉密尔顿焦虑量表、抑郁自评量表、焦虑自评量表评分随访结果对比

Fig. 4 Comparison of Hamilton Rating Scale for Depression, Hamilton Rating Scale for Anxiety, Self-rating Depression Scale and Self-rating Anxiety Scale scores between botulinum toxin A and sertraline groups.

（四）BTX-A 组和舍曲林组各随访时间点抑郁症、焦虑症的缓解率

随访至 2 周、4 周时,与舍曲林组相比较,BTX-A 组抑郁症缓解率偏高,分别为 17.9%（5/28）、35.7%（10/28）,而舍曲林组分别为 2/14、4/14;但随着随访时间的延长,舍曲林组抑郁症缓解率均较 BTX-A 组高,8 周、12 周时两组分别为 7/14、9/14 和 46.4%（13/28）、53.6%（15/28）。HAMA 评分结果显示,4 周时,BTX-A 组焦虑症缓解率较舍曲林组高,分别为 25.0%（7/28）、3/14;2 周、12 周时,舍曲林组较 BTX-A 组高,分别为 3/14、7/14 和 25.0%（7/28）、35.7%（10/28）;8

周时,舍曲林组与 BTX-A 组的焦虑症缓解率相同,分别为 4/14、28.6%
(8/28)。但两组各个随访时间点的焦虑症缓解率差异均无统计学意义($P > 0.05$)。

(五) BTX-A 组男性和女性 HAMD 评分比较

BTX-A 组共 28 例患者,其中女性 17 例,男性 11 例,在接受单次眼周表情肌的 BTX-A 治疗后,经过 12 周的随访,男性和女性组 HAMD 评分均较基线下降,但两组间相比较差异无统计学意义(图 5,$P > 0.05$)。

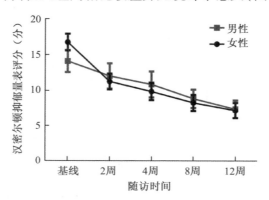

双因素方差分析结果显示,两组各时间点差异无统计学意义

图 5 A 型肉毒毒素组男性和女性患者汉密尔顿抑郁量表评分随访结果对比

**Fig. 5 Comparison of Hamilton Rating Scale for Depression scores
between males and females in botulinium toxin A group.**

(六) 两组不良反应对比

BTX-A 组出现 2 例眉间肌肉发僵感,分别持续约 2 周、1 个月后自行恢复,发生率为 7.1%(2/28);舍曲林组出现头痛、头晕症状 2 例,恶心口干症状 2 例,程度较轻,持续约 2 周后症状好转,发生率为 4/14。两组不良反应发生率差异无统计学意义($P = 0.197$)。两组均无因严重不良事件发生而退出研究的患者。

三、讨论

肉毒毒素为肉毒梭状杆菌产生的一种具有嗜神经作用的神经外毒素,根据抗原的不同,可分为 A ~ H 8 个类型,其中以 A 型(BTX-A)较为常见且毒力最强,在临床上广泛应用,如应用于治疗眼睑痉挛、痉挛性斜颈、慢性偏头痛等,都取得了比较好的疗效[12~13]。其经典作用机制为特异性地结合到神经肌肉接头处的躯体运动神经元触突前膜,阻止胆碱能神经末梢乙酰胆碱的释放,发挥治疗肌肉痉挛的作用[14]。

早在 1994 年,Murry 和 Cannito[15]在使用肉毒毒素治疗痉挛性发音障碍患者时,发现这些患者抑郁情绪也得到了改善。随后在 2006 年,Wasserman 和 Finzi[16]首次发表了一项对 BTX-A 治疗抑郁症的病例报道。他们对 10 例抑郁症患者进行 BTX-A 眉间注射治疗,使用贝克抑郁量表第二版(Beck Depression Inventory-Ⅱ,BDI-Ⅱ)进行评估,经过 2 个月的随访,10 例患者的抑郁情绪均得到了不同程度的改善。虽然该报道入组病例较少,且缺乏对照组,具有明确的局限性,但为抑郁症的治疗提供了新的思路,引起了人们对应用 BTX-A 治疗抑郁症的关注。迄今为止,已有多篇应用 BTX-A 治疗抑郁症的研究报道[8~10,16],结果显示患者的抑郁症状均得到了显著的改善。在其中一项长达 6 个月的随访研究中[8],患者的抑郁缓解率依然可以保持在 50% 以上,且不良反应发生率较低,证明 BTX-A 对抑郁症有较持久、安全的疗效。

至今肉毒毒素治疗抑郁的作用机制不详,主要包括以下 3 种假说:(1)眉间局部注射肉毒毒素抑制了情感的反馈。麻痹的肌肉不能执行特定的情感表达[17~18]。抑郁症患者经常会出现悲伤、生气及恐惧等情感,肉毒毒素眉间注射引起肌肉麻痹,使其不能执行特定情感的表达,干扰了上述抑郁情绪的反馈,从而减轻了患者的抑郁情绪。(2)社会反馈假说:Heckmann 等[19]研究结果提示,开心的面部表情会通过促进与他人更积极的社交活动来影响情绪。皱眉会影响自己的情绪以及别人对自己的反应,肉毒毒素注射治疗通过减少皱眉程度,使患者看起来比之前"开心",可能会使别人以开心的情绪来回应,以此对情绪产生积极影响。(3)神经递质假说:肉毒毒素可能直接或间接引起脑内神经递质的改变从而缓解抑郁。Kim 等[20]功能磁共振研究显示,在肉毒毒素注射治疗后,杏仁核对负性刺激减弱。

本研究结果显示给予 PDD 患者 BTX-A 治疗后,在随后 3 个月的随访中,患者的 HAMD、SDS 评分均出现显著下降。与舍曲林组相比,差异无统计学意义。在第 2、4 周时,BTX-A 组的抑郁症缓解率较舍曲林组高,在随后几周的随访时间点,舍曲林组抑郁症缓解率较 BTX-A

组的均高,但两组之间缓解率差异无统计学意义。此外,BTX-A 组仅有 2 例出现轻微的不良反应,均自行缓解,而舍曲林组不良反应发生率为 4/14,两个治疗组之间的不良反应发生率差异无统计学意义。上述结果提示,BTX-A 眼周表情肌注射治疗可能是一种有效、疗效持久且安全的治疗 PDD 的方法。

本研究中肉毒毒素注射部位除了既往文献所描述的眉间特定的注射部位外,新增了额前、双侧外眦、颞部的注射位点。肉毒毒素的面部表情反馈假说认为肉毒毒素通过麻痹眉间肌肉,阻滞了通过三叉神经向脑干及大脑皮质的情感信息传入,发挥缓解抑郁情绪的作用[21],双眼外眦、额部、颞部同样分布有三叉神经。另外,既往在肉毒毒素治疗眼睑痉挛的患者时,发现患者的抑郁情绪也得到了一些改善,而双眼外眦部是眼睑痉挛常规注射治疗部位[22]。本研究结果显示,在这些部位联合注射 BTX-A 对 PDD 患者的情绪改善具有显著的疗效,其机制有待于进一步探索。

在既往肉毒毒素治疗抑郁症的研究中,一项涉及 134 例抑郁症患者的荟萃分析中男性 14 例,只有 4 例接受了 BTX-A 治疗[23],所以早期认为 BTX-A 更适合于治疗女性抑郁患者。在最近一项关于 BTX-A 治疗抑郁症患者的临床研究中[24],大部分为男性患者,结果显示男性患者的抑郁症状也得到了同样的改善,提示 BTX-A 对于治疗抑郁症无性别差异。而在我们的研究中,在 BTX-A 组,男性和女性患者的 HAMD 评分都显示有不同程度的下降,两者的抑郁症状都得到了缓解,但两者各随访时间点 HAMD 评分差异无统计学意义,与上述临床研究结果相符,提示 BTX-A 在治疗 PDD 方面无性别差异。

帕金森病患者常常伴随焦虑症,发生率为 25% ~ 45%[25],比一般人群的发生率显著增高。同抑郁症状一样,焦虑症状会导致患者更严重的帕金森病症状及功能损害。在我们的研究中,给予患者肉毒毒素治疗后,患者的 HAMA、SAS 评分也得到了不同程度的显著下降,提示肉毒毒素有缓解帕金森病患者焦虑的作用,这与既往文献结论相符[26]。在各随访时间点,两组 HAMA、SAS 评分差异无统计学意义。同时,两组之间的各随访时间点焦虑症缓解率差异无统计学意义,考虑 BTX-A 同舍曲林一样,具有缓解 PDD 患者焦虑症状的疗效。

本研究创新之处在于应用 BTX-A 治疗 PDD,至今尚未见这类报道。因为 BTX-A 具有很好的安全性和药效的相对持久性,与其他抗帕金森病药物无相互作用,另外患者长期口服抗抑郁药物与注射肉毒毒素相比,注射肉毒毒素费用更低,因此在经济上以及生活上都给患者及家属带来很大的益处。

本研究病例数较少,因此对 BTX-A 治疗 PDD 的疗效尚需进一步扩大病例数,采用双盲、安慰剂对照、多中心的研究。

参考文献

[1] Marti MJ, Tolosa E. Parkinson Disease: New Guidelines for Diagnosis of Parkinson Disease[J]. *Nat Rev Neurol*, 2013, 9(4): 190 – 191. DOI: 10.1038/nrneurol.2013.47.

[2] 金丽莹,苏闻,金莹,等. 帕金森病抑郁及其对生活质量的影响[J]. 中华神经科杂志,2018, 51(7): 510 – 514. DOI: 10.3760/cma. j. issn. 1006 – 7876. 2018. 07. 006

[3] Reijnders JS, Ehrt U, Weber WE, et al. A Systematic Review of Prevalence Studies of Depression in Parkinson's Disease[J]. *Mov Disord*, 2008, 23(2): 183 – 189; quiz 313. DOI: 10.1002/mds. 21803.

[4] Bomasang-Layno E, Fadlon I, Murray AN. Antidepressive Treatments for Parkinson's Disease: a Systematic Review and Meta-analysis [J]. *Parkinsonism Relat Disord*, 2015, 21(8): 833 – 842; discussion 833. DOI: 10.1016/j. parkreldis. 2015. 04. 018.

[5] Shin HW, Youn YC, Chung SJ. Effect of High-frequency Repetitive Transcranial Magnetic Stimulation on Major Depressive Disorder in Patients with Parkinson's Disease[J]. *J Neurol*, 2016, 263(7): 1442 – 1448. DOI: 10.1007/s00415 – 016 – 8160 – x.

[6] Williams NR, Bentzley BS, Sahlem GL, et al. Unilateral Ultra-brief Pulse Electroconvulsive Therapy for Depression in Parkinson's Disease [J]. *Acta Neurol Scand*, 2017, 135(4): 407 – 411. DOI: 10.1111/ane. 12614.

［7］Rodgers SH, Schütze R, Gasson N, et al. Modified Mindfulness-based Cognitive Therapy for Depressive Symptoms in Parkinson's Disease: a Pilot Trial［J］. *Behav Cogn Psychother*, 2019, 47(4): 446 – 461. DOI: 10.1017/S135246581800070X.

［8］Magid M, Reichenberg JS, Poth PE, et al. Treatment of Major Depressive Disorder Using Botulinum Toxin A: a 24-week Randomized, Double-blind, Placebo-controlled Study［J］. *J Clin Psychiatry*, 2014, 75(8): 837 – 844. DOI: 10.4088/JCP.13m08845.

［9］Finzi E. Treatment of Depression with Onabotulinum Toxin A: a Randomized, Double-blind, Placebo Controlled Trial［J］. *J Psychiatr Res*, 2014, 52: 1 – 6. DOI: 10.1016/j.jpsychires.2013.11.006.

［10］Wollmer MA, de Boer C, Kalak N, et al. Facing Depression with Botulinum Toxin: a Randomized Controlled Trial［J］. *J Psychiatr Res*, 2012, 46(5): 574 – 581. DOI: 10.1016/j.jpsychires.2012.01.027.

［11］Starkstein S, Dragovie M, Jorge R, et al. Diagnostic Criteria for Depression in Parkinson's Disease: a Study of Symptom Patterns Using Latent Class Analysis［J］. *Mov Disord*, 2011, 26(12): 2239.2245. DOI: 10.1002/mds.23836.

［12］张福荣,罗华菲,张成豪,等.肉毒毒素的临床应用与剂型研究进展［J］.世界临床药物, 2016, 37(4): 283 – 288.

［13］张东亮,赵舒煊,王明. A 型肉毒毒素在神经系统疾病中的临床应用［J］.临床与病理杂志,2018, 38(7): 1545 – 1551.

［14］胡兴越,孙燚,骆叶,等. 面部密码［M］. 沈阳:辽宁科学技术出版社,2017: 2 – 5.

［15］Murry T, Cannito MP. Spasmodic Dysphonia Emotional Status and Botulinum Toxin Treatment［J］. *Arch Otolaryngol Head Neck Surg*, 1994, 120(3): 310 – 316.

［16］Finzi E. Treatment of Depression with Botulinum Toxin A: a Case Series［J］. *Dermatol Surg*, 2006, 32(5): 645 – 649; discussion 649 – 650. DOI: 10.1111/j.1524 – 4725.2006.32136.x.

［17］Adelmann PK. Facial Efference and the Experience of Emotion

［*J*］. *Annu Rev Psychol*, 1989, 40: 249 – 280. DOI: 10. 1146/annurev. ps. 40. 020189. 001341.

［18］Niedenthal PM. Embodying Emotion［J］. *Science*, 2007, 316 (5827): 1002 – 1005. DOI: 10. 1126/science. 1136930.

［19］Heckmann M, Teichmann B, Schröder U, et al. Pharmacologic Denervation of Frown Muscles Enhances Baseline Expression of Happiness and Decreases Baseline Expression of Anger, Sadness, and Fear［J］. *J Am Acad Dermatol*, 2003, 49(2): 213 –216.

［20］Kim MJ, Neta M, Davis FC, et al. Botulinum Toxin-induced Facial Muscle Paralysis Affects Amygdala Responses to the Perception of Emotional Expressions: Preliminary Findings from an A-B-A Design［J］. *Biol Mood Anxiety Disord*, 2014, 4: 11. DOI: 10. 1186/2045 – 5380 – 4 – 11.

［21］Hennenlotter A, Dresel C, Castrop F, et al. The Link between Facial Feedback and Neural Activity within Central Circuitries of Emotion—New Insights from Botulinum Toxin-induced Denervation of Frown Muscles［J］. *Cereb Cortex*, 2009, 19(3): 537 – 542. DOI: 10. 1093/cercor/bhn104.

［22］Ochudlo S, Bryniarski P. Botulinum Toxin Improves the Quality of Life and Reduces the Intensification of Depressive Symptoms in Patients with Blepharospasm［J］. *Parkinsonism Relat Disord*, 2007, 13(8): 505 – 508. DOI: 10. 1016/j. parkreldis. 2007. 03. 006.

［23］Magid M, Finzi E, Kruger TH, et al. Treating Depression with Botulinum Toxin: a Pooled Analysis of Randomized Controlled Trials［J］. *Pharmacopsychiatry*, 2015, 48(6): 205 – 210. DOI: 10. 1055/s – 0035 – 1559621.

［24］Chugh S, Chhabria A, Jung S, et al. Botulinum Toxin as a Treatment for Depression in a Real-world Setting［J］. *J Psychiatr Pract*, 2018, 24(1): 15 – 20. DOI: 10. 1097/PRA. 0000000000000277.

［25］Leentjens AF, Dujardin K, Marsh L, et al. Anxiety Rating Scales in Parkinson's Disease: Critique and Recommendations［J］. *Mov*

Disord，2008，23(14)：2015－2025. DOI：10.1002/mds.22233.

[26] Wollmer MA，Kalak N，Jung S，et al. Agitation Predicts Response of Depression to Botulinum Toxin Treatment in a Randomized Controlled Trial[J]. *Front Psychiatry*，2014，5：36. DOI：10.3389/ fpsyt.2014.00036.

（吕阿兰,范宇欣,汤璐璐,郭雪艳,刘晶,黄译腺,周旭平,胡华,刘春风,罗蔚锋）

（本文原载于《中华神经科杂志》2019 年第 52 卷 9 期）

附录一

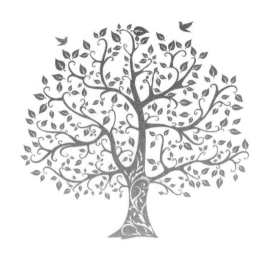

肉毒毒素治疗抑郁症的研究进展

　　抑郁症是常见的精神疾病之一,躯体疾病也常伴随抑郁症状。抑郁症的自杀率高、自残率高、复发率高等特点说明,抑郁症是一个严重的社会健康问题。世界卫生组织报告显示,截至 2012 年,全球估计有超过 3.5 亿的抑郁症患者。2014 年 *Nature* 上发布的流行病学数据显示,我国的抑郁症患病率为 3.02%[1]。现今快节奏、高压力的生活方式使得抑郁症成为一个发病率逐渐攀升的高发病种。抑郁症的临床核心症状主要有:(1)"三低"——心情低落、思维迟缓、意志活动减退;(2)精神心理症状表现为"三无"——无助、无望、无用;(3)"三自"——自卑、自杀、自罪;(4)躯体症状表现为睡眠障碍、乏力、体重下降、食欲下降、性欲减退、便秘、疼痛、不适主诉涉及自主神经功能失调;(5)其他症状还有人格解体、现实解体、强迫症状等[2]。如果不及时干预会导致病情加重进入恶性循环,导致高自杀率、高自残率,给患者和家属以及社会带来沉重的负担和严重的损失。

　　用于抗抑郁治疗的药物主要包括基于单胺类神经递质的药物和速致抗抑郁药物。基于单胺类神经递质的抗抑郁药物主要有三环类抗抑郁药物(tricyclic antidepressant, TCA)、单胺氧化酶的抑制剂(MAOI)、选择性 5-羟色胺再摄取抑制剂(selective serotonin reuptake inhibitor,SSRI)、选择性 5-羟色胺和去甲肾上腺素再摄取抑制剂(selective serotonin and norepinephrine reuptake inhibitor, SNRI),以及基于单胺的新型抑郁药等。根据英国精神药理协会发布的 2015 年版《抗抑郁药治疗抑郁症指南》,患者对 SSRI 类药物有较高的耐受性,SSRI 是治疗抑郁症的首选药物;当其他治疗抑郁症的手段失败时,可采用 TCA 和 MAOI 类药物治疗;以取得最优的治疗效果为目标时,则应考虑使用氯丙咪嗪、立拉法辛、艾司西酞普兰、舍曲林、阿米替林或米氮平。速效抗抑郁药物主要有 N-甲基-D-天冬氨酸(N-methyl-D-aspartic acid receptor, NMDA)受体的拮抗剂(如氯胺酮)、选择性含有 NR2B 亚基的 NM-

DA 受体拮抗剂、NMDA 受体甘氨酸位点的部分激动剂和乙酰胆碱-毒蕈碱受体拮抗剂。目前,速效抗抑郁的药物大多处于临床试验阶段。抑郁症的神经可塑性假说认为,疾病的发生是由于压力破坏了情绪调节有关通路的结构和联系,必须用抗抑郁药物修复突触之间的联系,增加突触的可塑性,才能治愈抑郁症。单胺类的神经递质只作为神经通路的调节分子,不能促进突触的形成,并且在治疗时间上存在延迟,但速效抗抑郁药物可以产生快速和持续的抗抑郁效果[3]。

随着经典抗抑郁药物耐药性、不良反应的显现,急切需要寻找新的抗抑郁药物。肉毒毒素治疗抑郁症最早可追溯到 1994 年[4],用它治疗抑郁症的病例报道是 Finzi 和 Wasserman[5] 在 2006 年发表的。Finzi 评价了应用 A 型肉毒毒素(BTX-A)注射到眉间治疗 10 例抑郁症患者的疗效,10 例患者均达到抑郁症需要持续药物或心理治疗的要求,使用贝克抑郁量表第二版(Beck Depression Inventory,BDI-II)来评价治疗前后的效果。这 10 例抑郁症患者在应用 BTX-A 治疗 2 个月后,10 例中有 9 例不再沮丧,第 10 例患者情绪得到改善。这是第一次对 BTX-A 治疗抑郁症做的病例报道,具有重要意义。但是此报道入组的人数较少,且没有对照病例。

这个报道的出现,掀起了肉毒毒素与抑郁症的研究热潮。不过单纯的抑郁症以肉毒毒素治疗的病例较少,所以初期都以抑郁症状作为伴随症状来治疗。研究较多的是肌张力障碍、痉挛等伴发抑郁症状的病例,且多是在临床治疗效果方面进行研究,均得到了注射肉毒毒素可以改善抑郁状态的结论。

局部注射 BTX-A 是一种可以作为首选的治疗眼睑痉挛的方法。眼睑痉挛的特点是加剧了收缩和闭紧眼睑的活动,大大限制了患者的日常生活。然而研究表明,伴随而来的抑郁和焦虑比眼睑痉挛本身更加使患者心烦意乱。在大多数患者中,眼睑的收缩是不由自主发生的,在紧张和压力下症状更加明显。功能性视觉障碍导致患者依赖他人,长期生活在对他们健康的焦虑感和社会对他们的症状的反应中。这种情况可能会影响患者的社会和专业功能,导致逃避、孤立,最后导致抑郁。波兰学者 Ochudlo 等[6]对肉毒毒素治疗眼睑痉挛合并抑郁症进行了临床调查,在入组的 33 例眼睑痉挛患者中,20 例患有良性原发性眼睑痉挛,13 例患有 Meige's 综合征伴眼睑痉挛。每例患者测试两次:第一次在注射日(即急诊阶段),第二次在注射过 BTX-A 1 个月后(即治疗的最佳反应时间)。肉毒毒素肌肉注射在眼轮匝肌 5 个不同的点,每点注射 5U Botox 或 25U Dysport。治疗前患者表现为轻度抑郁症状,治疗后未出现抑郁症状。BTX-A 治疗前后平均肌张力评定表评分分别为 6.71 分和 2.41 分。治疗后,1 例患者出现短暂的上睑下垂,2 例患者出现复视,其余患者无不良反应发生。显然,局部注射 BTX-A 能够提高眼睑痉挛患者的生活质量,降低抑郁的严重程度。

焦虑症状和抑郁症状经常是相伴相生的,并且会使疾病进入一个恶性循环,BTX-A 在治疗抑郁症状的同时也会对焦虑症状有一定的改善作用。有学者针对焦虑症状与 BTX-A 治疗抑郁症的关系进行了研究。比较接受 BTX-A 治疗的患者($n = 15$)中有反应者($n = 9$)和未出现反应者($n = 6$)汉密尔顿抑郁量表(HAMD)中躁动项(第 9 项)的基线得分,有反应者有显著较高的第 9 项得分[(1.56 ± 0.88)分比(0.33 ± 0.52)分,$P = 0.01$]。焦虑分数在 ROC 曲线分析反应预测结果中有 78% 的精确度(曲线下面积 AUC = 0.87)[7]。这说明同时患有焦虑症的抑郁症患者接受 BTX-A 治疗的效果更好。焦虑和抑郁症状也是慢性偏头痛的常见症状,BTX-A 治疗慢性偏头痛目前已经应用到临床治疗中。在应用 BTX-A 治疗慢性偏头痛的同时,患者的焦虑和抑郁症状也得到了很好的缓解。在一项包含了 60 例患者的研究中,经 BTX-A 治疗后,偏头痛的发作频率和发作时间均减少;经治疗 3 个月后,MIDAS 评分也从(17.40 ± 4.92)分降低到(8.22 ± 5.29)分;经治疗 1 个月后,BAI 评分从(13.81 ± 9.22)分降低到(10.03 ± 4.19)分[8]。用 BTX-A 一种治疗方法,偏头痛、焦虑症、抑郁症三者均得到了缓解。

抑郁症状作为眼睑痉挛的并发症以及在焦虑与抑郁症状共存的状态下以肉毒毒素治疗的效果是相当显著的,那么单纯的抑郁症患者以肉毒毒素治疗的效果如何呢? Finzi 等[9]在原来课题的基础上,开展了一项应用 BTX-A 治疗抑郁症的随机、双盲、安慰剂对照试验。85 例抑郁症患者随机分配接受 BTX-A(女性 29U,男性 40U,Botox Cosmetic,Allergan)或生理盐水注射皱眉肌和降眉间肌皱眉肌(最后有 74 例受试者的数据进入分析)。受试者在接受 BTX-A 治疗后的第 3、6 周接受评估。主要结果的评价指标是响应率(MADRS 评分比原先降低≥ 50%),在注射治疗后第 6 周的响应率为:BTX-A 组 52%,安慰剂组 15%。次要结果的评价指标缓解率(MADRS 分数≤10%)为:BTX-A 组 27%,安慰剂组 7%。在单次治疗之后的第 6 周,接受 BTX-A 的受试者 MADRS 分数平均减少了 47%,而接受安慰剂的则减少了 21%。

至今,有 6 篇文献报道了应用 BTX-A 治疗抑郁症的研究,病例数最多的是 Finzi 等[9]的试验(74 例)。注射部位均是眉间,女性剂量为 29 U,男性剂量为 39 ~ 40 U(Botox Cosmetic,Allergan),应用以上剂量与方法,使用 MADRS、HAMD、BDI-Ⅱ 3 个不同的量表检测效果,患者的缓解率均达到了 50% 以上,女性患者比男性患者缓解率更高。其中随访时间最长的达到 6 个月,单次注射后 6 个月,患者的抑郁症缓解率依然可以保持在 50% 左右,可见 BTX-A 对于抑郁症的治疗效果是持久的[5,9 ~ 13]。Bachhuber 等[12]对 BTX-A 治疗抑郁症疗效的主观判断也进行了分析,对 65 例患者随访 13 年,主观认为治疗失败的人数呈直线下降。这项研究结果提示,BTX-A 治疗抑郁症不仅是医生,患者本人也自觉好转的缓解率均有显著提高。

与 Finzi 同一时期的 Hexsel 等[14]也对 BTX-A 治疗抑郁症的疗效进行了评估。该研究人员将非抑郁症患者(25 例)与重度抑郁症患者(25 例)进行了年龄、婚姻、教育程度等方面的匹配,匹配度高。在同一时间点,对非抑郁症患者给予安慰剂,对重度抑郁症患者给予 BTX-A 进行治疗。在治疗之前以及之后的随访均使用 BDI 量表进行评分。在治疗 3 个月后,非抑郁症患者组 BDI 评分由均值 6.7 分降低到 4.0 分,而重度抑郁症患者组评分均值则由 27.4 分降低到 12.5 分,缓解率达 54%。BTX-A 治疗重度抑郁症也可以达到很好的效果。

肉毒毒素(BTX)是由革兰阳性厌氧杆菌梭菌产生的一种神经毒素。它会通过阻断突触前神经终端乙酰胆碱的释放进而影响神经肌肉和神经腺细胞突触的信号传输。BTX 血清型有 A ~ H 8 种,但是 H 还有待确定。在医学中使用的基本原理是在神经肌肉接点处对神经递质的释放进行抑制。每一种肉毒毒素都由一条相对分子质量 100000 的重链(HC)、一条相对分子质量 50000 的轻链(LC)以及连接两者的二硫化键和非共价键组成,其中轻链为锌肽链内切酶。BTX-A

是一种在神经肌肉接点最强大的抗胆碱能作用类型,它是一种金属蛋白酶,能特异性结合到神经元,在神经肌肉接头处内化,并结合突触小体相关蛋白-25(SNAP-25),阻止胆碱能神经末梢突触前乙酰胆碱的释放[15]。肉毒毒素经典的作用机制是:在神经肌肉接头处作用于躯体运动神经元,使 A-梭外肌-收缩减少和 Γ-梭内肌的传入信号减弱;在副交感神经元中,作用于内脏运动神经元使内脏平滑肌收缩减少、腺体分泌减少;在感觉神经中,作用于痛觉感受器发挥止痛作用。基于单胺类的抗抑郁药物是作用于胆碱能神经元的,而肉毒毒素也是作用于胆碱能神经元的,而且肉毒毒素还可以切断突触相关蛋白,作用于突触囊泡膜蛋白,改变神经递质的传递链[16],这些跟单胺类和快速作用的抗抑郁药都有相似之处。

肉毒毒素抗抑郁的作用机制尚未明确。França 等[17]提出了 3 种假设:(1)社会反馈假设,愉快的面部表情会形成积极的社会反馈并改善心情。(2)面部反馈假设。眉间局部注射肉毒毒素干扰了情感的反馈,因为麻痹的肌肉不能执行特定情感的面部表达,例如悲伤、生气和恐惧。而这些情感都是抑郁症患者经常出现的表情。(3)BTX 导致了大脑中直接和间接的相关神经递质的改变,从而减轻抑郁。

在应对轻度情绪刺激和重度情绪刺激这两种情绪状态中,肉毒毒素注射前和注射 2 周之后患者面部表情的表达变化证明,肉毒毒素在眉间区域和眼轮匝肌注射后,与正常人对比可以呈现情绪化减少的状态,并且在应对轻度的情绪刺激中表现更明显[18]。情绪化的面部表情减少可以改善患者与周围人的相处,进而可以有良好的社会反馈,进入心境愉悦和社会反馈良好的良性循环。Wollmer 等[7]对已有的研究进行分析,尝试确定更好的预测因子来反映肉毒毒素对重性抑郁症患者的影响。在进行更进一步的数据分析后,他们发现高度紧张是对肉毒毒素反应的主要预测因子,其敏感度为 100%,特异度为 56%,总体准确率为 87%。紧张可能与更多的动态活动有关,导致更多的面部表情的变化[19]。另外,BTX 会减少通过皱眉肌造成的疼痛和焦虑,支持了面部反馈假设[13]。功能磁共振成像显示,在接受 BTX 注射后,杏仁核对负性刺激反应更小。最近的研究已经证实,在接受了 BTX 注射后,杏仁核对愤怒的面部表情的反应下降了,同时,杏仁核活动在 BTX

注射效应消失后也能回归正常，证明 BTX 显著抑制了从皱眉肌到杏仁核的传入反馈。这是 BTX 导致大脑中直接和间接的相关神经递质的改变从而减轻抑郁这一假设的证据之一，但是还缺少有力的证据。

至今，肉毒毒素治疗抑郁症的临床病例尚少，需要进一步扩大病例数，评价其疗效，尤其是远期疗效。肉毒毒素发挥治疗抑郁症的机制需要深入的研究。

参考文献

［1］Smith K. Mentral Health：a World of Depression［J］. *Nature*，2014，515（7526）：181，DOI：10. 1038/515180a.

［2］吕路线，李涛. 精神病学［M］. 7 版. 北京：人民卫生出版社，2013：108 – 113.

［3］李玥，贺敏，张磊阳，等. 抗抑郁药物的研究进展［J］. 临床药物治疗杂志，2017，15（1）：8 – 13. DOI：10. 3969/j. issn. 1672 – 3384. 2017. 01. 002.

［4］Murry T，Cannito MP，Woodson GE. Spasmodic Dysphonia. Emotional Status and Botulinum Toxin Treatment［J］. *Arch Otolaryngol Head Neck Surg*，1994，120（3）：310 – 316.

［5］Finzi E，Wasserman E. Treatment of Depression with Botulinum Toxin A：a Case Series［J］. *Dermatol Surg*，2006，32（5）：645 – 649；discussion 649 – 650. DOI：10. 1111/j. 1524 – 4725. 2006. 32136. x.

［6］Ochudlo S，Bryniarski P，Opala G. Botulinum Toxin Improves the Quality of Life and Reduces the Intensification of Depressive Symptoms in Patients with Blepharospasm［J］. *Parkinsonism Relat Disord*，2007，13（8）：505 – 508. DOI：10. 1016/j. parkreldis. 2007. 03. 006.

［7］Wollmer MA，Kalak N，Jung S，et al. Agitation Predicts Response of Depression to Botulinum Toxin Treatment in a Randomized Controlled Trial［J］. *Front Psychiatry*，2014，5：36. DOI：10. 3389/fpsyt. 2014. 00036.

［8］Demiryurek BE，Ertem DH，Tekin A，et al. Effects of

Onabotulinumtoxin A Treatment on Efficacy, Depression, Anxiety, and Disability in Turkish Patients with Chronic Migraine[J]. *Neurol Sci*, 2016, 37(11): 1779 – 1784. DOI:10. 1007/s10072 – 016 – 2665 – z.

[9] Finzi E, Rosenthal NE. Treatment of Depression with Onabotulinumtoxin A: a Randomized, Double-blind, Placebo-Controlled Trial[J]. *J Psychiatry Res*, 2014,52:1 – 6. DOI:10. 1016/j. jpsychires. 2013. 11. 006.

[10] Magid M, Reichenberg JS, Poth PE, et al. Treatment of Major Depressive Disorder Using Botulinum Toxin A: a 24-week Randomized, Double-blind, Placebo-controlled Study[J]. *J Clin Psychiatry*, 2014, 75 (8): 837 – 844. DOI:10. 4088/JCP. 13m08845.

[11] Kruger TH, Wollmer MA. Depression—An Emerging Indication for Botulinum Toxin Treatment[J]. *Toxicon*, 2015,107(Pt A):154 – 157. DOI: 10. 1016/j. toxicon. 2015. 09. 035.

[12] Bachhuber A, Reichel G, Doberenz M, et al. Botulinum Toxin Treatment: Therapy Success in Cases of Depression and Ongoing Pension Application[J]. *Nervenarzt*, 2009, 80 (6): 712 – 716. DOI:10. 1007/ s00115 – 009 – 2690 – 8.

[13] Finzi E, Rosenthal NE. Emotional Proprioception: Treatment of Depression with Afferent Facial Feedback[J]. *J Psychiatry Res*, 2016,80: 93 – 96. DOI: 10. 1016/j. jpsychires. 2016. 06. 009.

[14] Hexsel D, Brum C, Siega C, et al. Evaluation of Self-esteem and Depression Symptoms in Depressed and Nondepressed Subjects Treated with Onabotulinumtoxin A for Glabellar Lines[J]. *Dermatol Surg*, 2013, 39(7):1088 – 1096. DOI:10. 1111/dsu. 12175.

[15] Ozcan C, Ismi O. Botulinum Toxin for Rhinitis [J]. *Curr Allergy Asthma Rep*,2016,16(8):58. DOI:10. 1007/s11882 – 016 – 0636 – 3.

[16] 胡兴越,孙燚,骆叶,等. 面部密码[M]. 沈阳:辽宁科学技术出版社,2017: 2 – 5.

[17] França K, Lotti T. Botulinum Toxin for the Treatment of Depression[J]. *Dermatol Ther*, 2017,30(2),Epub ahead of Print. DOI:

10. 1111/dth. 12422.

[18] Baumeister JC, Papa G, Foroni F. Deeper than Skin Deep—the Effect of Botulinum Toxin A on Emotion Processing[J]. *Toxicon*, 2016, 118:86 – 90. DOI:10. 1016/j. toxicon. 2016. 04. 044.

[19] Milev R. Response of Depression to Botulinum Toxin Treatment:Agitation as a Predictor[J]. *Front Psychiatry*, 2015,6:55. DOI:10. 3389/fpsyt. 2015. 00055.

(李阳,谢伟晔,刘通,罗蔚锋)

（本文原载于《中华医学杂志》2018 年第 98 卷 19 期）

中国肉毒毒素治疗应用专家共识

摘要：A型肉毒毒素现被用于多学科、多种疾病的治疗，是处理肌张力障碍、痉挛状态、抽动症、疼痛等局部症状的有效方法。参考新近循证文献综述，结合诸多中国专家的临床应用经验，充分讨论后形成治疗领域的专家共识，梳理肉毒毒素注射的引导技术、适应证推荐级别、注意事项、禁忌证及风险防范等问题，以期更好地规范、优化肉毒毒素的临床应用。

关键词：肉毒毒素类；治疗应用；共识

Chinese Expert Consensus Document
on the Therapeutic Uses of Botulinum Toxin

Abstract：Botulinum toxin type A is used to treat numerous conditions across many specialties, being a valuable treatment in the management of the focal problems of dystonia, spasticity, tics and pain, etc. This consensus was developed by drawing on the evidence-based review, published information and expert opinions based on clinical experience after extensive discussions, summarizing the guidance technique for injection, grade of indication recommendation, cautions, contraindications and safety issues for best practice on the therapeutic uses of botulinum toxin type A.

Key words：botulinum toxins; therapeutic uses; consensus

Conflicts of interest：None declared.

肉毒毒素（botulinum neurotoxin）是由肉毒梭菌产生的细菌外毒素。由于其强效的神经阻滞作用，现在已被广泛应用于神经、康复及泌尿等临床治疗领域。为了更好地规范肉毒毒素治疗技术在国内神经、康复、泌尿科等领域的应用，特制定此专家共识。

一、肉毒毒素概述

1820 年,德国医生 Justinus Kerner 首次描述了食物源性肉毒中毒的临床症状。1970 年,美国眼科医生 Alan Scott 采用肉毒毒素成功治疗儿童斜视,开启了肉毒毒素的临床应用。1989 年 12 月,美国食品药品管理局批准世界上第一个用于临床治疗的肉毒毒素——Onabotulinum Toxin A 上市。1993 年,中国研发的肉毒毒素——Lanbotulinum Toxin A 获批试生产文号[1]。

肉毒毒素相对分子质量为 150000,由相对分子质量为 50000 的轻链及相对分子质量为 100000 的重链组成。重链识别并与神经末梢突触前膜上的特异性受体结合;轻链作为锌钛链内切酶水解 N-乙基马来酰胺-敏感因子附着蛋白受体(soluble N-ethyl-maleimide-sensitive factor attachment protein receptor, SNARE)复合体,从而影响突触囊泡与突触前膜融合,阻滞乙酰胆碱等神经递质的释放,引起肌肉松弛、腺体分泌障碍等化学性去神经作用[2]。根据抗原性的不同,目前已知肉毒毒素有 8 种血清型(A ~ H)[3],已经进入商品化运用的是 A 型和 B 型,我国上市的两种肉毒毒素均为 A 型。不同血清型的毒素,其裂解 SNARE 复合体中的底物蛋白有所不同,其中 A 型作用于突触小体相关蛋白 25(SNAP-25),B 型作用于突触相关膜蛋白(VAMP)。不同品牌及不同血清型肉毒毒素的效力均采用单位(mouse unit, U)计量,由于不同生产厂家评价毒素效力的实验条件不同,即使相同血清型的不同品牌肉毒毒素剂量也不能进行简单换算。以下文中所用剂量均为 A 型肉毒毒素参考剂量。肉毒毒素注射后 3 ~ 14 天起效,作用通常持续 3 ~ 6 个月,随神经末梢处的神经芽生,递质传递功能恢复,肉毒毒素的神经阻滞作用逐渐消失。

二、肉毒毒素注射引导技术

肉毒毒素剂型除 rimabotulinum toxin 为液体外,其余剂型均为冻干粉剂,不同肉毒毒素制剂辅料略有不同。肉毒毒素属医疗用毒性生物制剂,须严格按照药品说明书要求进行运输、保存和管理。临床使用前根据不同注射部位及适应证需求采用 0.9% 氯化钠溶液进行配制,常用浓度范围为 2.0~5.0 U/0.1 mL,相同剂量肉毒毒素的作用效果可能会受到配制浓度的影响。配制过程中应避免剧烈震荡影响毒素效力,配制后 4 天内使用。使用过程中应备有肾上腺素和其他抗过敏措施[2]。

影响肉毒毒素注射效果的因素很多,其中以靶肌肉或腺体组织的正确识别和精确定位最为重要。相同剂量的肉毒毒素注射到靶肌肉的运动终板集中区域时效力最强。目前,国内外常用的注射定位方法有 4 种:徒手定位;电刺激定位;肌电引导;超声引导。

徒手定位是肉毒毒素注射治疗的基本方法,注射者必须熟练掌握注射局部的肌肉骨骼解剖、肌肉生理功能及常见痉挛模式等。徒手定位法包括反向牵张法及连线定位法等,操作方便,不需要辅助设备,尤其适用于表浅大肌肉的注射。该方法易受肥胖、肌肉萎缩、局部瘢痕等情况的影响,难以精细区分复杂解剖结构,且不能准确识别运动终板集中区域。对于深层结构及小肌肉,可在徒手定位的基础上联合肌电、电刺激或超声引导来精准定位。

电刺激定位法常用于肢体肌肉的注射导引,有助于通过运动模式比对识别造成运动功能障碍的责任肌肉。与肌电引导相比,电刺激的优势是可以提供直观的肌肉收缩反应,但也存在因容积传导导致肌肉识别错误的现象。当刺激引起多个肌肉或者非靶肌肉收缩时,医生应调整针头的位置,以便明确靶肌肉。

肌电引导可检测靶肌肉主动活动时的同步肌电发放情况,既可用于判断针尖位置的准确性,也可用于痉挛责任肌肉的判定及确定运动终板集中的区域[4]。肌电引导的缺点是共同收缩模式可能导致注射到非主要责任肌肉而产生一定的不良反应,患者不能主动收缩时也难以定位责任肌肉。在患者出现肉毒毒素治疗疗效减退时,通过分析肌肉肌电活动有助于判断是否发生痉挛模式转变。另外,肌电图还有助于早期肉毒毒素中毒的诊断。

超声定位方法适用于体积较小、位置较深的肌肉,也可用于腺体等非肌肉组织注射的精确导引,可以提供注射靶肌肉及邻近结构的直观影像,引导并证实注射的部位。技术的关键是超声探头方向必须与注射针穿刺方向协同配合。其缺点是不能直接反映靶肌肉的兴奋性。

不同定位方式在实际应用中各具优势及局限,多种方式联合运用可以提高注射引导的精确性,但同时也增加了治疗所需设施、时间及其他成本。

三、肉毒毒素治疗的适应证

　　理论上讲,肉毒毒素注射对与肌肉过度收缩相关的异常运动或姿势、疼痛、肌肉肥大或自主神经功能亢进的相关问题而言,都可能是有效的对症治疗方法。肉毒毒素的应用已经从运动障碍病扩展到肢体痉挛、疼痛、自主神经功能障碍等领域,并已有用于抑郁症、雷诺综合征等的尝试。近年美国神经病学会(American Academy of Neurology,AAN)先后两次将肉毒毒素治疗的疾病进行了证据更新,与此同时,肉毒毒素超适应证的应用研究也有较大进展。本文主要参考 AAN 的证据分级和推荐分级方法[5],结合中国专家的实际经验,将达成共识的各适应证推荐级别列于表1。

表1　肉毒毒素治疗领域适应证推荐级别

Table 1　Grade of Evidence in the Indications

Recommended for the Use of Botulinum Toxin

适应证	推荐级别
眼睑痉挛	B 级
偏侧面肌痉挛	B 级
颈部肌张力障碍	A 级
喉肌肌张力障碍	B 级
上肢局灶性肌张力障碍	B 级
原发性手部震颤	B 级
头部震颤	C 级ᵃ
运动性抽动	C 级
口下颌肌张力障碍	C 级
上运动神经元损害所致上肢痉挛状态	A 级
脑性瘫痪后上肢痉挛状态	A 级
上运动神经元损害所致下肢痉挛状态	A 级

186

续表

适应证	推荐级别
流涎症	B 级
腋窝多汗症	A 级
手掌多汗症	B 级
味汗症	C 级
神经源性膀胱过度活动症	A 级
特发性膀胱过度活动症	A 级
逼尿肌-括约肌协同失调	B 级
慢性偏头痛	A 级

注：a 为我国专家组推荐。

（一） 肉毒毒素在运动障碍病中的应用

1. 眼睑痉挛

3 项 1 级证据和 5 项 2 级证据研究证实,肉毒毒素可以改善眼睑痉挛患者的痉挛程度(B 级)[6],由于其疗效确切,后续缺乏大样本随机双盲对照研究以提升证据级别,专家共识认为肉毒毒素是眼睑痉挛治疗的一线选择。治疗后患者眼睑不自主运动的频率减少,总体严重程度降低,开车、阅读、看电视、购物、走路等日常生活能力显著改善,眼部不适症状也能得到改善[7]。注射部位主要位于眼轮匝肌、降眉间肌、皱眉肌,眼轮匝肌通常选择 4 ~ 5 点,其余每个肌肉 1 ~ 2 点,每点 1.25 ~ 5.00 U。肉毒毒素治疗眼睑痉挛的不良反应通常轻微,包括上睑下垂、视物模糊、复视、睑裂闭合不全、流泪增多、干眼加重、注射部位疼痛、水肿、头痛等。

2. 偏侧面肌痉挛

2 项 2 级证据和 1 项 3 级证据研究证明,肉毒毒素治疗偏侧面肌痉挛的疗效显著(B 级)[5]。由于其疗效确切,后续缺乏大样本随机双盲对照研究提升证据级别,专家共识认为肉毒毒素是偏侧面肌痉挛治疗的一线选择。注射后痉挛发作的频率和强度均显著缓解,同时可改善耳鸣、面部紧绷感等非运动症状[8]。治疗时通常需要处理眼轮匝肌,根据痉挛是否累及皱眉肌、额肌、颧肌、笑肌、口轮匝肌、颈阔肌等制

187

定个体化方案。肉毒毒素治疗偏侧面肌痉挛最常见的不良反应为面部表情不对称和面肌无力（包括闭目无力、口角下垂等），其他常见的不良反应包括流泪、眼睑下垂、局部水肿、视物模糊、干眼等，多在短期内可以自行缓解。

3. 颈部肌张力障碍

多项 1 级证据和 2 级证据研究证明，肉毒毒素显著改善颈部肌张力障碍的严重程度（A 级）[6]，减轻头部的扭转、侧倾、前屈后伸等异常运动，缓解颈部疼痛及肌张力障碍相关的颈部震颤，提高健康相关生活质量[9~10]，是颈部肌张力障碍治疗的一线选择。细致的运动模式分析有助于提高颈部肌张力障碍的治疗效果，区分颈部和头部的相对运动有助于提高异常运动责任肌肉的检出率[11]。常用注射肌肉包括头颈夹肌、胸锁乳突肌、斜方肌、肩胛提肌、斜角肌、头最长肌、头下斜肌等，要根据异常运动模式及痉挛程度选择合适的肌肉及注射剂量，单一靶肌肉肉毒毒素注射量通常不超过 100 U，首次治疗总剂量通常不超过 300 U，重复治疗时必须评估痉挛模式的变化并进行治疗方案优化。不良反应包括口干、吞咽困难、颈肌无力、咽喉痛、声音改变/声嘶、注射部位疼痛、全身疲乏等。

4. 喉肌肌张力障碍

一项 1 级证据研究表明，肉毒毒素能够明显改善内收型痉挛性构音障碍（B 级）[12]。肉毒毒素治疗可以明显改善语音障碍指数，提高患者的发音功能（减少微扰、基频，改善声谱特征），改善讲话流利程度，延长发音最长时间等[13]。内收型痉挛性构音障碍多采用单侧或双侧甲构肌注射，外展型痉挛性构音障碍多采用单侧环构后肌注射，常用初始剂量为 1~3 U/侧。常见的不良反应包括一过性声音嘶哑、吞咽及呼吸困难。

5. 肢体肌张力障碍

1 项 1 级证据和 3 项 2 级证据研究表明，肉毒毒素可考虑用于治疗书写痉挛等上肢局灶性肌张力障碍疾病（B 级）[12]。其治疗可改善书写痉挛的严重程度、书写速度、书写模式和准确度等[14~15]。肉毒毒素治疗任务相关性肌张力障碍的难点是在解除肌肉痉挛的同时需避免靶肌肉过度麻痹，需要根据异常运动模式进行个体化治疗方案调整。注射肌肉必须根据痉挛动作累及范围确定,通常注射剂量远小于卒中后上肢痉挛的常规剂量。不良反应包括暂时性无力、注射部位疼痛。

目前仅有 1 项 2 级证据研究报道采用肉毒毒素治疗下肢张力障碍[16],因此无推荐级别。下肢张力障碍常表现为足内翻、蹈趾背伸及足趾屈曲,肉毒毒素治疗有助于改善症状,不良反应较少。

6. 震颤

2 项 2 级证据研究证实,肉毒毒素可以显著改善原发性手部震颤,应该考虑用于口服药物治疗疗效欠佳患者(B 级)[5]。注射治疗主要减轻震颤的幅度,姿势性震颤的改善较运动性震颤更为显著[17]。1 项 2 级证据研究也显示肉毒毒素治疗头部震颤有效,可考虑用于口服药物效果不佳患者(C 级)[18]。肉毒毒素治疗发音性震颤的疗效还缺乏严格的临床试验证据。必须根据震颤累及部位及严重程度选择注射肌肉并确定注射剂量。不良反应主要为注射肌肉无力。

7. 抽动障碍

1 项 2 级证据研究表明,肉毒毒素可减少运动性抽动的抽动频率和抽动意向(C 级)[19]。多项开放性研究发现,肉毒毒素治疗还可以降低运动性抽动的强度,减轻感觉先兆[20~21]。肉毒毒素治疗发声性抽动还缺乏严格的临床试验证据。注射治疗选择显著抽动动作的主要责任肌肉作为靶肌肉,注射剂量比照同部位肌张力障碍治疗剂量。不良反应主要为注射肌肉无力,治疗发声性抽动时可出现吞咽困难及构音障碍等。

8. 口下颌肌张力障碍

1 项 2 级证据研究表明,肉毒毒素可改善口下颌肌张力障碍的严重程度(C 级)[22]。临床疗效常取决于病因、症状类型及痉挛程度等,为避免严重影响注射部位的功能,其注射剂量受限,较难达到使症状完全缓解。不良反应可见头痛、喉痛、吞咽困难和构音障碍等。

9. 其他

通过选择合适的注射部位和治疗剂量,肉毒毒素还可以用于治疗面部联带动作[2]、面肌颤搐[23]、肌阵挛[1]、不宁腿综合征[24]、磨牙症[2]、膈肌阵挛[25]、帕金森病及其他神经系统变性病导致的肌张力障碍和异常姿势等。

（二） 肉毒毒素在痉挛状态中的应用

1. 上运动神经元损害所致上肢痉挛状态

对脑卒中所致的上肢痉挛状态，针对局部靶肌肉的肉毒毒素注射具有充分的循证依据，为主要治疗方法（A 级）[6]。多项 1 级证据研究证明，肉毒毒素治疗可降低受累腕指屈肌的肌张力或痉挛状态程度，减轻残疾程度，并可以从活动和护理层面（如卫生、梳洗、穿衣等）改善生活质量[26]。尚无充分证据显示肉毒毒素注射对上肢主动功能的明确影响，但有证据显示，对痉挛肌肉的注射可改善其拮抗肌的活动[27]。注射前后必须配合物理/作业治疗（包括强制性使用）、支具或肌内效贴，以使疗效最大化[28~29]。必须根据痉挛模式及程度确定注射方案，单一责任肌肉注射剂量一般不超过 100 U，单次总剂量一般不超过 600 U。不良反应可见注射部位疼痛、无力等。

对脑性瘫痪的上肢痉挛状态，注射肉毒毒素可在短期内改善上肢功能（A 级）[30]，但远期功能改善还需要更充分的研究依据。注射前后必须配合作业治疗，以使疗效最大化[31]。一般上肢肌肉注射的不良反应轻微。

2. 上运动神经元损害所致下肢痉挛状态

多项 1 级证据研究表明，肉毒毒素可降低成人上运动神经元损伤继发下肢痉挛的程度（A 级）[6]，降低肌张力，减少多发性硬化所致下肢痛性痉挛，改善被动功能[32]。对于步行速度的改善尚有争议。对于脑瘫后下肢痉挛，肉毒毒素注射有助于改善下肢功能（步态、踝关节背屈），降低痉挛状态，采用运动终板注射可更大程度改善肌电图的电压变化[33]。治疗原则同上肢痉挛，不良反应可见注射部位疼痛无力、姿势不稳及跌倒增加等。

（三） 肉毒毒素在自主神经功能障碍中的应用

1. 流涎症

1 项 1 级证据和 4 项 2 级证据研究表明，肉毒毒素注射可改善流涎症（B 级）[34]。注射部位通常选择双侧腮腺或下颌下腺，可明显改善患者流涎频率，减少唾液分泌量及严重性[35]。根据流涎症程度，总剂量推荐50～100 U,其中腮腺为30～60 U,下颌下腺20～40 U,通常效果可持续24周。B型肉毒毒素相对于A型肉毒毒素对自主神经系统有更强的作用,疗效也更为持续[36]。不良反应较少,注射过量可出现吞咽困难等。

2. 多汗症

2项1级证据和5项2级证据研究表明,肉毒毒素可显著改善腋汗症(A级)[34]。研究提示肉毒毒素注射可显著减少局部汗液分泌量,改善生活质量[37~38]。腋窝注射前通过碘淀粉试验标记注射区域,通常每侧10～20个位点,注射点间距1～2 cm。总剂量50～100 U/侧腋窝,可通过局部麻醉、冰敷或表面麻醉减轻疼痛。不良反应少见,表现为局部淤青、疼痛或远隔部位出汗增多等。

5项2级证据研究证明,肉毒毒素对于手掌多汗症疗效显著(B级)[34]。研究显示,肉毒毒素50～100 U/侧手掌注射可以显著改善出汗症状[39]。注射前可采用正中神经和尺神经阻滞止痛。最常见不良反应为轻度、短暂性的手部肌肉力弱。肉毒毒素治疗足跖多汗症也具有显著疗效[40],治疗原则同手掌多汗症。

5项3级证据研究显示肉毒毒素治疗味汗症有效(C级)[41],肉毒毒素治疗可显著减少出汗部位面积、复发时的严重程度等[42]。剂量个体差异较大。其他部位多汗症的治疗如颅面部多汗症、腹股沟多汗症均有肉毒毒素治疗有效的报道[43],目前尚无一致性的推荐剂量。

3. 下尿路功能障碍

5项1级证据和2项2级证据研究显示,肉毒毒素可以显著改善神经源性膀胱过度活动症(A级)[44],治疗后可显著改善膀胱容量、膀胱顺应性、逼尿肌稳定性[45~46]。4项1级证据研究表明,肉毒毒素注射可明显改善特发性膀胱过度活动症(A级)[44],治疗后可明显减少每日平均尿失禁发生次数、每日平均尿急发生次数,增加最大膀胱容量,提高生活质量[47]。成人膀胱过度活动症的常用剂量为100～200 U,可通过膀胱镜分10～20个点均匀注射于膀胱顶、体壁两侧的逼尿肌内。

3项2级证据研究表明,对于脊髓损伤或者多发性硬化等导致的逼尿肌-括约肌协同失调,肉毒毒素注射治疗有效(B级)[44],可明显改善患者残余尿量和排尿期最大逼尿肌压力[48~49]。对于脊髓脊膜突出儿童,选择逼尿肌和外部尿道括约肌同时注射可以获得更佳疗效(排尿后残余尿量减少)[49]。肉毒毒素膀胱及尿道注射的并发症包括尿路感染、排尿困难或尿潴留等,术前应充分告知患者。

(四) 肉毒毒素在疼痛相关疾病中的应用

1. 头痛

2 项 1 级证据研究表明,肉毒毒素可用于慢性偏头痛(有或无药物过量使用性头痛)的预防性治疗(A 级)[6],可减少头痛发作天数,提高生活质量评分[50~51]。3 项 1 级证据研究证明,肉毒毒素对发作性偏头痛的预防性治疗无效(A 级)[6],不能减少偏头痛的发作频率和发作时间[52~54]。1 项 1 级证据和 1 项 2 级证据研究表明,肉毒毒素用于治疗慢性紧张型头痛可能无效(不包括由偏头痛转化的慢性紧张型头痛)(B 级)[41],不能减少紧张型头痛的发作频率和发作时间[55~56]。慢性偏头痛注射部位包括皱眉肌、降眉间肌、额肌、颞肌、枕肌、椎旁肌及斜方肌等,可在疼痛显著部位增强注射,总剂量 100~200 U。不良反应包括颈部疼痛、肌肉无力等。

2. 神经病理性疼痛

肉毒毒素治疗三叉神经痛、带状疱疹后神经痛、糖尿病性周围神经痛等神经病理性疼痛均有有效报道。三叉神经痛治疗根据疼痛部位及扳机点进行,可采用皮下或皮内注射,注射剂量为 2.5~5.0 U/点,间隔 1~2 cm,若口腔黏膜或牙龈受累可采用黏膜下或牙龈注射。注射后患者疼痛改善,部分患者可以获得完全缓解[57]。不良反应包括面部不对称、发僵感、注射部位水肿瘀血、轻度眼睑下垂等。带状疱疹后神经痛治疗主要根据皮损和感觉异常的范围,选择受累区域进行多点皮下或皮内注射,可明显减轻疼痛及减少阿片类药物的使用。不良反应包括局部肌肉发僵感、注射部位水肿、瘀血等。

(五) 肉毒毒素在其他治疗领域的新尝试

多项随机双盲对照研究显示,难治性抑郁症患者接受川字纹部位肉毒毒素注射后抑郁症状有更多改善[58~59]。有研究提示,在超声引导下将肉毒毒素分别注射于尺动脉、桡动脉、掌浅弓、指掌总动脉、手指固有动脉后能使雷诺现象患者手指的疼痛缓解,手指血流改善,手指温度升高,并有助于溃疡愈合[60]。

四、肉毒毒素治疗的注意事项

(一) 明确治疗目标及优化方案

首先选择明确的治疗目标,如消除肌肉过度收缩、矫正异常姿势、增加关节活动范围、减轻疼痛、易化护理、改善书写或发音功能、减少泌汗或流涎、降低功能残疾、提高生活质量等[61]。注射前明确诊断与评估、注射时规范操作、注射后系统随访是保障疗效的重要步骤。肉毒毒素的疗效及不良反应受患者身体状况、基础疾病、注射剂量、稀释浓度、注射位点、弥散范围等多种因素的影响,必须遵照个体化原则制定合理的治疗目标及合适的治疗方案。应以切实的功能改善为目的,注意权衡注射治疗后靶肌肉松弛或靶组织功能抑制的利弊影响,避免矫枉过正或出现明显的不良反应。注意强调肉毒毒素注射为对症治疗,而非治愈手段,一些复杂的运动功能障碍很难因此完全恢复正常,避免患者及其家属对注射治疗不切实际的过分期许,至少在首次注射前签署书面的知情同意书。

(二) 肉毒毒素治疗的禁忌证

肉毒毒素用于治疗时对其安全性的考虑至关重要。猴子静脉或肌肉内注射肉毒毒素的半数致死量约为 40 U/kg。一般治疗不会发生远隔部位的肌肉无力,但即使是低剂量的肉毒毒素注射,在远离注射部位的肌肉也发现了广泛的单纤维肌电图异常,反映了肉毒毒素对全身神经肌肉接头传递的抑制性影响。故当患者应用某些损害神经肌肉接头的药物如奎宁、氨基糖苷类抗生素、吗啡等,或合并某些神经肌肉病变如重症肌无力、Lambert-Eaton 综合征、运动神经元病等时,肉毒毒素的注射可能加重神经肌肉接头异常,诱发临床上远隔部位的肌无力症状,应该慎用。

对于肉毒毒素制品中任何成分过敏者应禁忌注射。目前尚无充足证据证明孕妇应用肉毒毒素的安全性,不主张对孕妇及哺乳期妇女使用(FDA 孕期药物安全分级 C 级)。

（三） 肉毒毒素中毒的识别和处理

临床上治疗用(100 U)肉毒毒素仅含有注射中毒剂量的3% ~ 5%[62];头颈部肌张力障碍单次治疗多在 300 U 以内,肢体痉挛一般不超过 600 U/次,远低于中毒剂量(约 3 000 U)[63]。因存在假药,有接受肉毒毒素注射后出现中毒症状的病例报道。肉毒毒素中毒常表现为急性、对称性、下行性迟缓性瘫痪,可表现为复视、构音障碍、发音困难和吞咽困难等。对疑似中毒患者应密切监护生命体征,尽早做好营养和呼吸支持治疗。最好在暴露于毒素 24 小时以内使用抗毒素,病程超过 48 小时抗毒素效果减退,但仍应尽早使用。抗毒素可采用马源性七价抗毒素血清等,使用前须行血清敏感试验,过敏者须行脱敏处理。若无继发感染,不推荐使用抗生素。胆碱酯酶抑制剂可能有效。

（四） 肉毒毒素注射的长期疗效及免疫耐受

少数患者在肉毒毒素治疗后,临床症状的缓解可以长达数年,甚至完全消失,但是绝大多数患者在单次治疗数月后疗效即减退,需要再次注射以维持疗效。1 项长期随诊研究观察了每年至少治疗 1 次、连续治疗至少 12 年的患者,在多次治疗后,患者的总体疗效、最佳疗效及最佳疗效的持续时间均优于首次治疗;不良反应也有减轻。其他的多项研究也证实了肉毒毒素长期治疗的安全性和有效性[64~65]。少数患者长期治疗后出现疗效减退情况,首先应确定治疗方案是否恰当、肌肉选择是否准确、注射剂量是否充分[61],在排除上述影响因素后要考虑继发性无应答的可能。肉毒毒素中和性抗体的产生是导致继发性无效的重要原因[66]。肉毒毒素本质为异体蛋白,具有免疫原性。目前认为大剂量、频繁注射是产生抗体的主要危险因素,长期治疗中应合理延长治疗间隔(原则上治疗间隔不应短于 3 个月)。

五、小结

肉毒毒素作用机制明确,在选择适当靶组织和适当剂量的条件下,可明显缓解肌肉过度收缩及自主神经功能亢进等相关症状,提高患者的生活质量。长期临床观察表明,肉毒毒素注射是一种安全、有效的治疗方法,建议医师充分关注患者的临床诉求,深入了解相关疾病的诊断、治疗全貌,细致掌握肉毒毒素的作用机制及特性,在治疗过程中遵循规范、个体化原则,以谋求最佳疗效。同时了解肉毒毒素是人类已知最强力的生物毒素之一,具有免疫原性,易被滥用,且存在假药,重视防范可能的风险。

参考文献

[1] 汤晓芙,王荫椿. 肉毒毒素临床治疗手册[M]. 北京:人民卫生出版社,2005.

[2] 万新华,胡兴越,靳令经. 肉毒毒素注射手册[M]. 北京:人民卫生出版社,2013.

[3] Dover N,Barash JR,Hill KK,et al. Molecular Charcterization of a Novel Botulinum Neurotoxin Type H Gene[J]. *J Infect Dis*,2014,209(2):192 - 202. DOI:10. 1093/infdis/jit450.

[4] Lapatki BG, Van Dijk JP, Van De Warrenburg BP, et al. Botulinum Toxin has an Increased Effect when Targeted toward the Muscle's Endplate Zone: a High-density Surface EMG Guided Study[J]. *Clin Neurophysiol*,2011,122(8):1611 - 1616. DOI:10. 1016/j. clinph. 2010. 11. 018.

[5] Hallett M,Albanese A,Dressler D,et al. Evidence-based Review and Assessment of Botulinum Neurotoxin for the Treatment of Movement Disorders[J]. *Toxicon*, 2013, 67:94 - 114. DOI:10. 1016/j. toxicon. 2012. 12. 004.

[6] Simpson DM, Hallett M, Ashman EJ, et al. Practice Guideline Update Summary: Botulinum Neurotoxin for the Treatment of Blepharospasm,Cervical Dystonia, Adult Spasticity,and Headache: Report of the Guideline Development Subcommittee of the American Academy of Neurology[J]. *Neurology*,2016,86(19): 1818 - 1826. DOI:10. 1212/WNL. 0000000000002560.

[7] Isshiki Y, Ishikawa H, Mimura O. Changes in Ocular Higher-order Aberrations Following Botulinum Toxin Treatment in Patients with

Blepharospasm：BTX Improves Dry Eye in Patients with BEB［J］. *Jpn J Ophthalmol*, 2016, 60（6）：486 – 491. DOI：10. 1007/s10384 – 016 – 0469. 6.

［8］Rudzinska M, Wojcik M, Szczudlik A. Hemifacial Spasm Non-motor and Motor-related Symptoms and Their Response to Botulinum Toxin Therapy［J］. *J Neural Transm（Vienna）*, 2010, 117（6）：765 – 772. DOI：10. 1007/s 00702 – 010 – 0416 – 5.

［9］Charles D, Brashear A, Hauser RA, et al. Efficacy, Tolerability, and Immunogenicity of Onabotulinumtoxin A in a Randomized, Double-blind, Placebo-controlled Trial for Cervical Dystonia［J］. *Clin Neurophamlacol*, 2012, 35（5）：208 – 214. DOI：10. 1097/WNF. 0b013e31826538c7.

［10］Kongsaengdao S, Maneeton B, Maneeton N. Quality of Life in Cervical Dystonia after Treatment with Botulinum Toxin A：a 24-week Prospective Study［J］. *Neuropsychiatr Dis Treat*, 2017, 13：127 – 132. DOI：10. 2147/NDT. S116325.

［11］Finsterer J, Maeztu C, Revuelta GJ, et al. Collum-caput（COL-CAP）Concept for Conceptual Anterocollis, Anterocaput, and forward Sagittal Shift［J］. *J Neurol sci*, 2015, 355（1 – 2）：37 – 43. DOI：10. 1016/j. jns. 2015. 06. 015.

［12］Simpson DM, Blitzer A, Brashear A, et al. Assessment：Botulinum Neurotoxin for the Treatment of Movement Disorders（an Evidence-based Review）：Report of the Therapeutics and Technology Assessment Subcommittee of the American Academy of Neurology［J］. *Neurology*, 2008, 70（19）：1699 – 1706. DOI：10. 1212/01. wnl. 0000311389. 26145. 95.

［13］Troung DD, Rontal M, Rolnick M, et al. Double-blind Controlled Study of Botulinum Toxin in Adductor Spasmodic Dysphonia［J］. *Laryngoscope*, 1991, 101（6 Pt 1）：630 – 634. DOI：10. 1288/00005537 – 199106000 – 00010.

［14］Kruisdijk JJ, Koelman JH, Ongerboer De Visser BW, et al.

Botulinum Toxin for Writer's Cramp: a Randomised, Placebo-controlled Trial and 1-year Follow-up[J]. *J Neurol Neurosurg Psychiatry*, 2007, 78 (3):264 – 270. DOI:10. 1136/jnnp. 2005. 083170.

[15] Tsui JK, Bhatt M, Calne S, et al. Botulinum Toxin in the Treatment of Writer's Cramp: a Double-blind Study[J]. *Neurology*, 1993, 43(1):183 – 185.

[16] Yoshimura DM, Aminoff MJ, Olney RK. Botulinum Toxin Therapy for Limb Dystonias[J]. *Neurology*, 1992, 42(3 Pt 1):627 – 630.

[17] Brin MF, Lyons KE, Doucette J, et al. A Randomized, Double Masked, Controlled Trial of Botulinum Toxin Type A in Essential Hand Tremor[J]. *Neurology*, 2001, 56(11):1523 – 1528.

[18] Pahwa R, Busenbark K, Swanson-Hyland EF, et al. Botulinum Toxin Treatment of Essential Head Tremor[J]. *Neurology*, 1995, 45(4): 822 – 824.

[19] Marras C, Andrews D, Sime E, et al. Botulinum Toxin for Simple Motor Tics: a Randomized, Double-blind, Controlled Clinical Trial [J]. *Neurology*, 2001, 56(5):605 – 610.

[20] Kwak CH, Hanna PA, Jankovic J. Botulinum Toxin in the Treatment of tics[J]. *Arch Neurol*, 2000, 57(8):1190 – 1193. DOI:10. 1001/archneur. 57. 8. 1190.

[21] 王琳, 万新华, 李力波. A 型肉毒毒素治疗抽动障碍[J]. 中华神经科杂志, 2010, 43(1):65 – 68. DOI:10. 3760/cma. j. issn. 1006 – 7876. 2010. 01. 016.

[22] Jankovic J, Orman J. Botulinum A Toxin for Cranial-cervical Dystonia: a Double-blind, Placebo-controlled Study[J]. *Neurology*, 1987, 37(4):616 – 623.

[23] Habek M, Adamec I, Gabelic T, et al. Treatment of Facial Myokymia in Multiple Sclerosis with Botulinum Toxin [J]. *Acta Neurol Belg*, 2012, 112(4):423 – 424. DOI:10. 1007/s13760 – 012 – 0092 – 3.

[24] Agarwal P, Sia C, Vaish N, et al. Pilot Trial of Onabotulinumtoxin A (Botox) in Modulate to Severe Restless Legs

Syndrome[J]. *Int J Neurosci*,2011,121(11):622 - 625. DOI:10.3109/
00207454.2011.602774.

[25] He YJ,Li B,Pan YG,et al. Botulinum Toxin A for Treatment of
Diaphragmatic Myoclonus[J]. *Chin Med J*,2017,130(6): 753 - 754.
DOI:10.4103/0366 - 6999.201615.

[26] Gracies JM, Brashear A, Jech R, et al. Safety and Efficacy of
Abobotulinumtoxin A for Hemiparesis in Adults with Upper Limb Spasticity
after Stroke or Traumatic Brain Injury: a Double-blind Randomised
Controlled Trial[J]. *Lancet Neurol*,2015,14(10): 992 - 1001. DOI:10.
1016/S1474 - 4422(15)00216 - 1.

[27] Gracies JM,Bayle N,Goldberg S,et al. Botulinum Toxin Type B
in the Spastic Arm: a Randomized, Double-blind, Placebo-controlled,
Preliminary Study[J]. *Arch Phys Med Rehabil*, 2014, 95(7):1303 -
1311. DOI:10.1016/j. apmr. 2014.03.016.

[28] Santamato A,Micello MF, Panza F, et al. Adhesive Taping vs.
Daily Manual Muscle Stretching and Splinting after Botulinum Toxin Type A
Injection for Wrist and Fingers Spastic Overactivity in Stroke Patients: a
Randomized Controlled Trial[J]. *Clin Rehabil*, 2015,29(1):50 - 58.
DOI:10.1177/0269215514537915.

[29] Sun SF, Hsu CW, Sun HP, et al. Combined Botulinum Toxin
Type A with Modified Constraint-induced Movement Therapy for Chronic
Stroke Patients with Upper Extremity Spasticity: a Randomized Controlled
Study[J]. *Neurorehabil Neural Repair*, 2010,24(1):34 - 41. DOI:10.
1177/1545968309341060.

[30] Fehlings D, Rang M, Glazier J, et al. An Evaluation of
Botulinum-A Toxin Injections to Improve Upper Extremity Function in
Children with Hemiplegic Cerebral Palsy[J]. *J Pediatr*,2000,137(3):
331 - 337. DOI:10.1067/mpd.2000.108393.

[31] Wallen M, O'Flaherty SJ, Waugh MC. Functional Outcomes of
Intramuscular Botulinum Toxin Type A and Occupational Therapy in the
Upper Limbs of Children with Cerebral Palsy: a Randomized Controlled

Trial[J]. *Arch Phys Med Rehabil*, 2007, 88 (1): 1 – 10. DOI: 10. 1016/j. apmr. 2006. 10. 017.

[32] Snow BJ, Tsui JK, Bhatt MH, et al. Treatment of Spasticity with Botulinum Toxin: a Double-blind Study[J]. *Ann Neurol*, 1990, 28 (4): 512 – 515. DOI: 10. 1002/ana. 410280407.

[33] Van Campenhout A, Bar-On L, Desloovere K, et al. Motor Endplate-targeted Dotulinum Toxin Injections of the Gracilis Muscle in Children with Cerebral Palsy[J]. *Dev Med Child Neurol*, 2015, 57 (5): 476 – 483. DOI: 10. 1111/dmcn. 12667.

[34] Naumann M, Dressler D, Hallett M, et al. Evidence-based Review and Assessment of Botulinum Neurotoxin for the Treatment of Secretory Disorders[J]. *Toxicon*, 2013, 67: 141 – 152. DOI: 10. 1016/j. toxicon. 2012. 10. 020.

[35] Mazlan M, Rajasegaran S, Engkasan JP, et al. A Double-Blind Randomized Controlled Trial Investigating the Most Efficacious Dose of Botulinum Toxin-A for Sialorrhea Treatment in Asian Adults with Neurological Diseases[J]. *Toxins (Basel)*, 2015, 7 (9): 3758 – 3770. DOI: 10. 3390/toxins7093758.

[36] Wan XH, Vuong KD, Jankovic J. Clinical Application of Botulinum Toxin Type B in Movement Disorders and Autonomic Symptoms [J]. *Chin Med Sci J*, 2005, 20 (1): 44 – 47.

[37] Heckmann M, Ceballos-Baumann AO, Plewig G, et al. Botulinum Toxin A for Axillary Hyperhidrosis (Excessive Sweating)[J]. *N Engl J Med*, 2001, 344 (7): 488 – 493. DOI: 10. 1056/ NEJM200102153440704.

[38] Naumann M, Lowe NJ. Botulinum Toxin Type A in Treatment of Bilateral Primary Axillary Hyperhidrosis: Randomised, Parallel Group, Double-blind, Placebo Controlled Trial[J]. *BMJ*, 2001, 323 (7313): 596 – 599. DOI: 10. 1136/bmi. 323. 7313. 596.

[39] Saadia D, Voustianiouk A, Wang AK, et al. Botulinum Toxin Type A in Primary Palmar Hyperhidrosis: Randomized, Single-blind, Two-

dose Study［J］. *Neurology*,2001,57(11):2095 – 2099.

［40］Campanati A, Bernardini ML, Gesuita R, et al. Plantar Focal Idiopathic Hyperhidrosis and Botulinum Toxin: a Pilot Study［J］. *Eur J Dermatol*, 2007,17(1):52 – 54,DOI:10. 1684/ejd. 2007. 0094.

［41］Naumann M, So Y, Argoff CE, et al. Assessment: Botulinum Neurotoxin in the Treatment of Autonomic Disorders and Pain (an Evidence-based Review): Report of the Therapeutics and Technology Assessment Subcommittee of the American Academy of Neurology［J］. *Neurology*, 2008, 70 (19): 1707 – 1714. DOI: 10. 1212/01. wnl. 0000311390. 87642. d8.

［42］Laccourreye O, Akl E, Gutierrez-Fonseca R, et al. Recurrent Gustatory Sweating (Frey Syndrome) after Intracutaneous Injection of Botulinum Toxin Type A: Incidence, Management, and Outcome［J］. *Arch Otolaryngol Head Neck Surg*,1999,125(3):283 – 286.

［43］Glaser DA, Galperin TA. Botulinum Toxin for Hyperhidrosis of Areas other than the Axillae and Palms/Soles［J］. *Dermatol Clin*, 2014,32 (4):517 – 525. DOI:10. 1016/j. det. 2014. 06. 001.

［44］Chancellor MB, Elovic E, Esquenazi A, et al. Evidence-based Review and Assessment of Botulinum Neurotoxin for the Treatment of Urologic Conditions［J］. *Toxicon*, 2013, 67:129 – 140. DOI:10. 1016/j. toxicon. 2013. 01. 020.

［45］Herschorn S,Gajewski J,Ethans K,et al. Efficacy of Botulinum Toxin A Injection for Neurogenic Detrusor Overactivity and Urinary Incontinence: a Randomized, Double-blind Trial［J］. *J Urol*, 2011, 185 (6):2229 – 2235. DOI:10. 1016/j. juro. 2011. 02. 004.

［46］Schurch B, Stohrer M,Kramer G, et al. Botulinum-A Toxin for Treating Detrusor Hyperreflexia in Spinal Cord Injured Patients: a New Alternative to Anticholinergic Drugs? Preliminary Results［J］. *J Urol*, 2000,164(3 Pt 1):692 – 697. DOI:10. 1016/S0022 – 5347(05)67283 – 7.

［47］Mangera A, Andersson KE, Apostolidis A, et al. Contemporary Management of Lower Urinary Tract Disease with Botulinum Toxin A: a

Systematic Review of Botox (Onabotulinumtoxin A) and Dysport (Abobotulinumtoxin A)[J]. *Eur Urol*,2011,60(4):784 – 795. DOI:10. 1016/j. eururo. 2011. 07. 001.

[48] De Seze M, Petit H, Gallien P, et al. Botulinum a Toxin and Detrusor Sphincter Dyssynergia: a Double-blind Lidocaine-controlled Study in 13 Patients with Spinal Cord Disease[J]. *Eur Urol*,2002,42(1):56 – 62. DOI:10. 1016/S0302 – 2838(02)00209 – 9.

[49] Safari S,Jamali S,Habibollahi P,et al. Intravesical Injections of Botulinum Toxin Type A for Management of Neuropathic Bladder: a Comparison of Two Methods[J]. *Urology*,2010,76(1):225 – 230. DOI: 10. 1016/j. urology. 2009. 09. 087.

[50] Aurora SK, Dodick DW, Diener HC, et al. Onabotulinum Toxin A for Chronic Migraine: Efficacy,Safety, and Tolerability in Patients Who Received all Five Treatment Cycles in the PREEMPT Clinical Program [J]. *Acta Neurol Scand*, 2014, 129 (1): 61 – 70. DOI: 10. 1111/ ane. 12171.

[51] Diener HC, Dodick DW, Turkel CC, et al. Pooled Analysis of the Safety and Tolerability of Onabotulinumtoxin A in the Treatment of Chronic Migraine[J]. *Eur J Neuml*, 2014, 21 (6): 851 – 859. DOI:10. 1111/ene. 12393.

[52] Elkind AH, O'carroll P, Blumenfeld A, et al. A Series of Three Sequential, Randomized, Controlled Studies of Repeated Treatments with Botulinum Toxin Type A for Migraine Prophylaxis[J]. *J Pain*, 2006, 7 (10):688 – 696. DOI:10. 1016/j. jpain. 2006. 03. 002.

[53] Evers S, Vollmer-Haase J,Schwaag S,et al. Botulinum Toxin A in the Prophylactic Treatment of Migraine—a Randomized, Double-blind, Placebo-controlled Study[J]. *Cephalalgia*,2004, 24(10):838 – 843. DOI: 10. 1111/j. 1468 – 2982. 2004. 00754. x.

[54] Saper JR, Mathew NT, Loder EW, et al. A Double-blind, Randomized, Placebo-controlled Comparison of Botulinum Toxin Type A Injection Sites and Doses in the Prevention of Episodic Migraine[J]. *Pain*

Med,2007,8（6）:478 - 485. DOI:10. 1111/j. 1526 - 4637. 2006.
00168. x.

[55] Padberg M, de Bruijn SF, de Haan RJ, et al. Treatment of Chronic Tension-type Headache with Botulinum Toxin: a Double-blind, Placebo-controlled Clinical Trial[J]. *Cephalalgia*,2004,24（8）:675 - 680. DOI:10. 1111/j. 1468 - 2982. 2004. 00738. x.

[56] Schulte-Mattler WJ, Krack P, Bo NSG. Treatment of Chronic Tension-type Headache with Botulinum Toxin A: a Randomized, Double-blind,Placebo-controlled Multicenter Study[J]. *Pain*,2004,109（1 - 2）: 110 - 114. DOI:10. 1016/j. pain. 2004. 01. 016.

[57] Wang SY,Yue J,Xu YX,et al. Preliminary Report of Botulinum Toxin Type A Injection at Trigger Point for Treatment of Trigeminal Neuralgia:Experiences of 16 Cases[J]. *Shanghai Kou Qiang Yi Xue*,2014, 23（1）:117 - 119.

[58] Finzi E, Rosenthal NE. Treatment of Depression with Onabotulinumtoxin A: a Randomized, Double-blind, Placebo Controlled Trial[J], *J Psychiatr Res*,2014,52:1 - 6. DOI:10. 1016/j. jpsychires. 2013. 11. 006.

[59] Wollmer MA,De Boer C,Kalak N,et al. Facing Depression with Botulinum Toxin: a Randomized Controlled Trial[J]. *J Psychiatr Res*, 2012,46（5）:574 - 581. DOI:10. 1016/j. jpsychires. 2012. 01. 027.

[60] Zhang X, Hu Y, Nie Z, et al. Treatment of Raynaud's Phenomenon with Botulinum Toxin Type A[J]. *Neurol Sci*,2015,36（7）: 1225 - 1231. DOI:10. 1007/s10072 - 015 - 2084 - 6.

[61] Albanese A, Abbruzzese G, Dressler D, et al. Practical Guidance for CD Management Involving Treatment of Botulinum Toxin: a Consensus Statement[J]. *J Neurol*,2015,262（10）:2201 - 2213. DOI:10. 1007/s 00415 - 015 - 7703 - x.

[62] Arnon SS,Schechter R,Inglesby TV,et al. Botulinum Toxin as a Biological Weapon:Medical and Public Health Management[J]. *JAMA*, 2001,285（8）:1059 - 1070.

［63］Brin MF. Botulinum Toxin：Chemistry，Pharmacology，Toxicity，and Immunology［J］. *Muscle Nerve Suppl*，1997，6：S146 – 168.

［64］Colosimo C，Tiple D，Berardelli A. Efficacy and Safety of Long-term Botulinum Toxin Treatment in Craniocervical Dystonia：a Systematic Review［J］. *Neurotox Res*，2012，22（4）：265 – 273. DOI：10. 1007/s12640 – 012 – 9314 – y.

［65］Truong D. Botulinum Toxins in the Treatment of Primary Focal Dystonias［J］. *J Neurol Sci*，2012，316（1 – 2）：9 – 14. DOI：10. 1016/j. jns. 2012. 01. 019.

［66］王琳，万新华. 肉毒毒素治疗中和抗体相关的治疗失败［J］. 中国神经免疫学和神经病学杂志，2012，19（1）：68 – 71. DOI：10. 3969/ j. issn. 1006 – 2963. 2012. 01. 019.

Wang L，Wan XH. Botulinum Toxin in Treatment of Neutralizing Antibody Related Failed Therapies［J］. *Chin J Neuroimmunol & Neurol*，2012，19（1）：68 – 71. DOI：10. 3969/j. issn. 1006 – 2963. 2012. 01. 019.

（肉毒毒素治疗应用专家组，中华医学会神经病学分会帕金森病及运动障碍学组）

（本文原载于《中华神经科杂志》2018 年第 51 卷 10 期）

Antidepressant-Like Action of Single Facial Injection of Botulinum Neurotoxin A is Associated with Augmented 5-HT Levels and BDNF/ERK/CREB Pathways in Mouse Brain

Abstract：The present study was designed to examine the therapeutic effects of Botulinum neurotoxin A（BoNT/A）on depression-like behaviors in mice and to explore the potential mechanisms. These results revealed that a single facial injection of BoNT/A induced a rapid and prolonged improvement of depression-like behaviors in naive and space-restriction-stressed（SRS）mice, reflected by a decreased duration of immobility in behavioral despair tests. BoNT/A significantly increased the 5-hydroxytryptamine（5-HT）levels in several brain regions, including the hippocampus and hypothalamus, in SRS mice. BoNT/A increased the expression of the N-methyl-Daspartate receptor subunits NR1 and NR2B in the hippocampus, which were significantly decreased in SRS mice. Furthermore, BoNT/A significantly increased the expression of brain-derived neurotrophic factor（BDNF）in the hippocampus, hypothalamus, prefrontal cortex, and amygdala, which were decreased in SRS mice. Finally, BoNT/A transiently increased the levels of phosphorylated extracellular signal-regulated kinase（p-ERK）and cAMP-response element binding protein（p-CREB）, which were suppressed in the hippocampus of SRS mice. Collectively, these results demonstrated that BoNT/A treatment has antidepressant-like activity in mice, and this is associated with increased 5-HT levels and the activation of BDNF/ERK/ CREB pathways in the hippocampus, supporting further investigation of BoNT/A therapy in depression.

Key words: botulinum neurotoxin; depression; 5-HT; BDNF; hippocampus

Introduction

Depression is a prevalent psychiatric disorder, characterized by depressed mood, anhedonia, irritability, fatigue, attention deficits, and abnormalities in appetite and sleep[1,2]. Depression affects ~ 16% of the world's population and is a leading cause of suicide, substantially contributing to the global burden of public health[3]. Unfortunately, clinically-used antidepressants are often accompanied by undesirable side-effects[3], and it has been estimated that 30% ~ 50% of patients are not responsive to current antidepressant treatment, which may reflect the complex etiology of depression[2,4]. Recently, it has been shown that the anesthetic drug ketamine has rapid and sustained antidepressant actions in major depression patients after a single injection[5,6], supporting the possibility of designing novel therapeutics with rapid-acting antidepressants[7~9]. Therefore, the development of new antidepressant medications with limited side-effects is essential for the management of depression.

Botulinum neurotoxins (BoNTs) were first used clinically to treat strabismus in 1977[10]. Currently, they are widely used to treat excessive muscle stiffness, spasticity, and dystonia[11]. BoNTs are bacterial proteases produced by *Clostridium botulinum* and related species[12] and comprise seven serotypes, termed BoNT/A-G. BoNTs (150 kDa) consist of a heavy chain (HC, 100 kDa) and a light chain (LC, 50 kDa)[13]. The C-terminal region (50 kDa) of the HC is a receptor-binding domain, which acts on specific cell surface molecules on neurons, while the N-terminal domain (50 kDa) of the HC is the translocation domain, which interacts with the active site of the LC and is a metalloprotease[13]. As a result,

205

BoNTs inhibit the exocytosis of synaptic vesicles containing neurotransmitters, such as acetylcholine[14]. Interestingly, it has been shown that BoNT/A undergoes long-distance retrograde axonal transport to enter the central nervous system after local peripheral injection and produce central effects, such as analgesia[15]. Thus, these results indicate that peripheral application of BoNT/A can have central effects. Recently, many potential clinical application of BoNTs for treating a variety of neurological conditions have been suggested, including post-herpetic neuralgia, trigeminal neuralgia[16], Parkinson's disease[17], migraine[18], and neuropathic pain[19]. Intriguingly, several clinical case reports and a few randomized controlled trials have demonstrated that facial glabellar injection of BoNT/A may be beneficial in the treatment of depression[20~22], possibly independent of its esthetic effects. However, the precise mechanisms underlying the anti-depressant effects of BoNT/A remain largely unknown.

Therefore, in the present study, we aimed to investigate the therapeutic effects of BoNT/A in preclinical mouse models and to explore the potential mechanisms.

Materials and Methods

Animals

Male adult ICR mice (6 weeks ~ 8 weeks, 20 ~ 25 g) were purchased from the Shanghai Laboratory Animal Center (Shanghai, China). All animals were maintained under a 12-h light/dark cycle with food and water *ad libitum*, and the room was kept at (22 ± 2)℃ and 40% ~ 60% humidity. We performed all mouse experiments between 09:00 and 16:00. Four mice were housed in each cage. All animal experiments were performed according to the National Institutes of Health Guide for the Care and Use of Laboratory Animals. All animal care and experimental procedures were approved by the Institutional Animal Care and Use Committee of Soochow University.

Drugs and Administration

BoNT/A was from the Lanzhou Institute of Biological Products (Lanzhou, China); fluoxetine hydrochloride was from Aladdin Biochemical Polytron Technologies Inc. (Shanghai, China); and imipramine hydrochloride was from the TCI Chemical Industry Development Co., Ltd (Shanghai, China). The reagents were dissolved in sterile saline. BoNT/A was injected intramuscularly at three points on both cheeks at the indicated doses. Imipramine (10 mg/kg) and fluoxetine (10 mg/kg) were injected intraperitoneally (i. p.) daily.

Spatial Restraint Stress

We used spatial restraint stress (SRS) to induce a mouse model of depression as previously reported[23,24]. Each mouse was gently placed into a modified well-ventilated 50 mL centrifuge tube where it remained for 2. 5 h (09:00 to 11:30) daily for 2 weeks. Mice were restricted to moving forward or backward in the tubes. Mice in the control group remained undisturbed in their home cages without access to water and food, like the SRS mice. After SRS, the mice were returned to their home cages.

Forced Swimming Test

The forced swimming test (FST) was performed as previously described[25]. Briefly, mice were placed in a 2-L beaker filled with 1. 5 L water at 24℃ ~26℃ for 6 min. Immobility time was recorded as the lack of all movement except that required to keep the mouse afloat. Immobility times were recorded during the last 4 min. Finally, mice were returned to their home cages after careful drying and warming with a hair-dryer.

Tail Suspension Test

For the tail suspension test (TST) we used a method as described previously[26]. Briefly, mice were suspended 50 cm above the floor for 6 min using adhesive tape placed ~ 1cm from the tip of the tail. The immobility time was recorded during the last 4 min.

Sucrose Preference Test

As previously reported[27], mice were housed individually and trained for 24 h to drink water from two bottles. The next day, one bottle of water was replaced with a bottle of 1% sucrose. After 24 h, the positions of the two bottles were exchanged. On day 4, mice were deprived of water and food for 24 h. Before water and food were supplied, the bottles were weighed. After 8 h and 24 h, the bottles were weighed again to calculate fluid consumption. The intake and percentage of consumed sucrose to total amount consumed was also calculated.

Body Weight

Body weight was measured by electronic balance and recorded at the indicated times.

Rotarod Test

We used the Rotarod test to assess motor function after BoNT/A injection. The test was performed as previously reported. For training, mice were placed on the Rotarod at 17 rpm for 20 min until they could stay on it without falling. After training, mice were tested three times at 17 rpm. The latency to falling was recorded and analyzed as previously described[28].

Open Field Test

Locomotor activity was measured by the open field test in an acrylic box (40 cm ×40 cm ×40 cm). The intensity of illumination was 100 ~ 300 lux at 3 m above the floor and the apparatus was black. Each mouse was placed in the same corner of the box, and locomotion was recorded for 10 min. The movement distance and number of crossings were recorded by the software of the open field instrument (XR-XZ301, Shanghai Xinruan Information Technology Co. Ltd, Shanghai, China).

HPLC Analysis of 5-Hydroxytryptamine（5-HT）Level

We used HPLC analysis to determine the levels of 5-HT in different brain regions, as in our previous report[29]. The brain was dissected, weighed, and then homogenized with an ultrasonic homogenizer（Microsonic, Dortmund, Germany）in 400 μL perchloric acid（0.4 mol/L）. Samples were then centrifuged at 20000 rpm at 4℃ for 25 min, filtered through a 0.22 μm syringe filter, and stored at − 80℃ until chemical analysis. The concentrations of 5-HT were measured by applying reverse-phase HPLC with electrochemical detection（LC-6A, Shimadzu Corp. Kyoto, Japan）. The reverse-phase column was a C18 column（TC-C18, Agilent, Middelburg, Netherlands）perfused for analysis with a mobile phase composed of 0.1 mol/L NaAc（with 0.1 mol/L EDTA-Na$_2$）and 10% methanol at pH 5.1. The flow rate was 1 mL/min. The data were quantified using the area under the peaks and external standards. The results are presented as nanograms per gram wet tissue（ng/g）.

Quantitative RT-PCR

We used TRIzol reagent（Invitrogen, Carlsbad, CA）to extract total RNA according to the manufacturer's protocol. One microgram of total RNA was reverse-transcribed to synthesize cDNA using a Revert Aid First Strand cDNA Synthesis Kit（Thermo Fisher Scientific, Waltham, MA）. Q-PCR was performed with SYBR Green PCR Master Mix（Roche, Basle, Switzerland）. Reactions were amplified and analyzed with an ABI 7500 Real-Time PCR system. The primers were as follows: BNDF-forward: GGTCA-CAGCGGCAGATAAAAAGAC; BDNF-reverse: TTGGGTAGTT-CGGCATTGCGAG; GAPDH-forward: CAAGGTCATCCATGACAACTTTG; GAPDH-reverse: GTCCACCACCCTGTTGCTGTAG. All data were normalized to GAPDH control, and relative expression levels between conditions were calculated by the comparative CT（$2^{-\triangle\triangle CT}$）method.

Western Blotting

The brain was rapidly removed and homogenized in lysis buffer containing phosphatase inhibitors and cocktail of protease inhibitors for total protein extraction. The protein concentrations were determined by BCA Protein Assay (Pierce, Rockford, IL). SDS-PAGE was performed on 10% polyacrylamide gels at 80 V for 30 min and 120 V for 2 h. After transfer onto a PVDF membrane, the blots were blocked with 5% nonfat milk in TBST and incubated overnight at 4℃ with primary antibodies, followed by secondary antibodies. The following primary antibodies were used: mouse anti-tubulin (1 : 1000; Cat# Ab102-02; Vazyme), mouse anti-GAPDH (1 : 1000; Cat#: man 1002 Mesgen), rabbit anti-BDNF (1 : 2000; Cat# ab108319; Abcam), rabbit anti-SNAP25 (1 : 1000; Cat # ab5666; Abcam), rabbit anti-NR1 (1 : 1000; Cat# ab109 182; Abcam), rabbit anti-NR2A (1 : 1000; Cat # ab4 205; Abcam), rabbit anti-NR2B (1 : 1000; Cat# ab4 212; Abcam), mouse anti-p-ERK (1 : 1 000; Cat# sc-7383; SanTa), rabbit anti-p-CREB (1 : 1000; Cat# 9198; CST]) and secondary antibodies (1 : 2000, Mesgen). Protein bands were visualized using an enhanced chemiluminescence detection kit (Pierce). The band densities were imaged and analyzed using Tanon 5200 Multi (Tanon, Shanghai).

Statistical Analysis

All data are presented as mean ± SEM. Differences between two groups were determined with Student's t-test. One-way ANOVA with the Bonferroni *post*-test was used for multiple group comparisons. Two-way repeated-measured ANOVA with the Bonferroni *post*-test was used to analyze data with multiple time points. $P < 0.05$ was considered statistically significant.

Results

BoNT/A Treatment Improves Depressive-Like Behaviors in Naive Mice

To explore the potential anti-depressant effects of BoNT/A therapy, we first examined the behavioral outcomes of facial injection BoNT/A in naive mice using the forced swimming test (FST) and the tail suspension test (TST), behavioral tests of despair in mice. For FST, single facial injection of BoNT/A at 0. 06 U and 0. 18 U significantly decreased the immobility time compared with the control group, and this decrease occurred during 14 days after injection of 0. 18 U BoNT/A (Fig. 1A; for 0. 02 U: $F_{treatment(1, 13)}$ = 3. 560, $P = 0. 0817$; $F_{time(5, 65)}$ = 9. 302, $P < 0. 0001$; $F_{treatment \times time(5,65)}$ = 0. 8647, $P = 0. 5097$; for 0. 06U: $F_{treatment(1,15)}$ = 11. 77, $P = 0. 0037$; $F_{time(5,75)}$ = 11. 62, $P < 0. 0001$; $F_{treatment \times time(5,75)}$ = 6. 163, $P < 0. 0001$; for 0. 18 U: $F_{treatment(1,16)}$ = 20. 69, $P = 0. 0003$; $F_{time(5,80)}$ = 4. 808, $P = 0. 0007$; $F_{treatment \times time(5,80)}$ = 4. 543, $P = 0. 0011$). As a positive control, administration of imipramine (10 mg/ kg) also significantly decreased the immobility time during 1 ~ 7 days compared with the vehicle group (Fig. 1A; $F_{treatment(1,15)}$ = 17. 12, $P = 0. 0009$; $F_{time(5,75)}$ = 13. 26, $P < 0. 0001$; $F_{treatment \times time(5,75)}$ = 9. 758, $P < 0. 0001$). In the TST, single facial injection of BoNT/A at 0. 06 U and 0. 18U significantly decreased the immobility time from 1 h to 3 days after injection of BoNT/A (Fig. 1B; for 0. 06 U: $F_{treatment(1,12)}$ = 3. 725, $P = 0. 0776$; $F_{time(5,60)}$ = 3. 088, $P = 0. 0152$; $F_{treatment \times time(5,60)}$ = 1. 375, $P = 0. 2464$; for 0. 18 U: $F_{treatment(1,12)}$ = 46. 30, $P < 0. 0001$; $F_{time(5,60)}$ = 4. 597, $P = 0. 0013$; $F_{treatment \times time(5,60)}$ = 2. 594, $P = 0. 0344$). As a positive control, imipramine (10 mg/kg) also significantly decreased the immobility time during 1 ~ 3 days compared with the vehicle group (Fig. 1B; $F_{treatment(1,12)}$ = 8. 946, $P = 0. 0113$; $F_{time (5, 60)}$ = 6. 074, $P = 0. 0001$; $F_{treatment \times time(5, 60)}$ = 2. 848, $P = 0. 0226$). In addition, we found that the motor coordination and locomotor activity was not altered by treatment with BoNT/A on the Rotarod test (Fig. 1C) and the open field test（Fig. 1D-F）. Together, these data indicated that BoNT/A has anti-depressive effects in naive mice without affecting motor function.

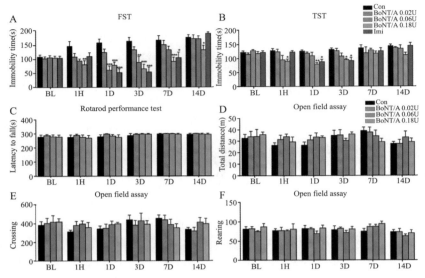

Fig. 1 BoNT/A treatment decreased the immobility time during FST and TST in naive mice. ICR mice received a single facial injection of BoNT/A（0.02, 0.06, and 0.18 U）, and the FST（A）and TST（B）were performed at different time points. Motor function and locomotion activity were assessed by the Rotarod test（C）and open field test（D－F）, respectively. $^{*}P < 0.05$, $^{**}P < 0.01$, $^{***}P < 0.001$ **vs. control mice（two-way ANOVA with *post-hoc* Bonferroni test）. The data are presented as mean ± SEM, $n = 5 \sim 10$/group. Con, control; BL, baseline; Imi, imipramine.**

BoNT/A Treatment Increases 5-HT Levels in the Hypothalamus of Naive Mice

To explore the mechanisms underlying the anti-depressive activity of BoNT/A in naive mice, we subsequently determined the 5-HT levels in brain regions using HPLC. We found that treatment with BoNT/A significantly increased the 5-HT levels in the hypothalamus（Fig. 2; $F_{(2,15)} = 3.811$, $P = 0.0459$）, but not in the hippocampus and prefrontal cortex（Fig. 2）. These data indicated that augmented 5-HT levels in the hypothalamus may be involved in the anti-depressive activity of BoNT/A in naive mice, although the mechanisms underlying this up-regulation remain to be determined.

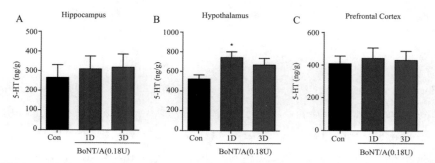

Fig. 2 BoNT/A treatment increased the level of 5-HT in the hypothalamus of naive mice. 5-HT levels in the hippocampus (A), hypothalamus (B), and prefrontal cortex (C) were analyzed by HPLC. ∗ $P < 0.05$ vs. control mice (one-way ANOVA with *post-hoc* Bonferroni test). Each column is presented as mean ± SEM, $n = 6 \sim 7$.

In naive mice, we further found that the protein expression of BDNF in the hippocampus did not change after BoNT/A treatment (Fig. 3A, B). The expression of synaptosomal-associated protein 25 (SNAP25) in the hippocampus was not altered after BoNT/A treatment(Fig. 3C), suggesting that peripherally-administered BoNT/A may be not able to reach the hippocampus. A role of N-methyl-D-aspartate receptor (NMDAR) subunits, such as NR1, NR2A and NR2B, has been implicated in the pathogenesis of depression[30,31], so we further investigated the involvement of NMDAR subunits in the antidepressant-like effects induced by BoNT/A in naive mice. The expression of NR1 and NR2B in the hippocampus did not change (Fig. 3D-F), but the expression of NR2A in the hippocampus was significantly decreased from 1 h to 1 day after BoNT/A treatment (Fig. 3E; $F_{(4, 25)} = 11.74, P < 0.0001$). In addition, we found that the mRNA expression of BDNF was not altered in the hippocampus, hypothalamus, and prefrontal cortex after BoNT/A treatment (Fig. 3G-I). Thus, these results indicated that decreased expression of the NMDAR subunit NR2A in the hippocampus is likely involved in the anti-depressive effects of BoNT/A treatment in naive mice.

BoNT/A Treatment Improves Depressive-Like Behaviors in Mice Undergoing Spatial Restraint Stress (SRS)

Previous reports have demonstrated that repeated SRS causes depression-like behaviors in rodents, and it has been widely used as a preclinical model of depression[23] (Fig. 4A). Body weight was significantly lower in SRS mice than in controls (Fig. 4B; $t = 3.972$, $P = 0.0004$). Compared to controls, the SRS mice showed depressive-like behaviors, reflected by significantly increased immobility time in the FST (Fig. 4C; $t = 3.435$, $P = 0.002$) and TST (Fig. 4D; $t = 2.093$, $P = 0.0449$). In the sucrose preference test, there was no significant difference between SRS-treated mice and controls (Fig. 4E), consistent with a previous report[24]. Together, our data suggested that SRS mice display robust depression-like behaviors.

To further investigate the antidepressant-like effects of BoNT/A treatment on SRS-treated mice, a single facial injection of 0.18 U BoNT/A was given to SRS mice (Fig. 4) and the immobility times in the FST and TST were recorded at different time points. We found that SRS mice displayed depression-like behaviors lasting at least 14 days in the FST and TST. We found that the immobility time in the FST was significantly higher in SRS mice than in controls (Fig. 4F; $F_{stress(1,16)} = 2.261$, $P = 0.1521$; $F_{time(5,80)} = 8.069$, $P < 0.0001$; $F_{stress \times time(5,80)} = 0.7005$, $P = 0.6247$). Intriguingly, BoNT/A treatment significantly decreased the immobility time in the FST from 1 h to 14 days after injection (Fig. 4F) $F_{treatment(3,32)} = 13.43$, $P < 0.0001$, $F_{time(5,160)} = 8.300$, $P < 0.0001$; $F_{treatment \times -time(15,160)} = 5.504$, $P < 0.0001$). Similarly, the immobility time in the TST was also higher in SRS mice than in controls (Fig. 4G; $F_{stress(1,15)} = 15.99$, $P = 0.0012$; $F_{time(5,75)} = 0.3418$, $P = 0.8859$; $F_{stress \times time(5,75)} = 0.2495$, $P = 0.9388$). BoNT/A treatment significantly decreased the immobility time in the TST from 1 h to 14 days after injection (Fig. 4G); $F_{treatment(1,18)} = 9.534$, $P = 0.0063$; $F_{time(5,90)} = 0.9089$,

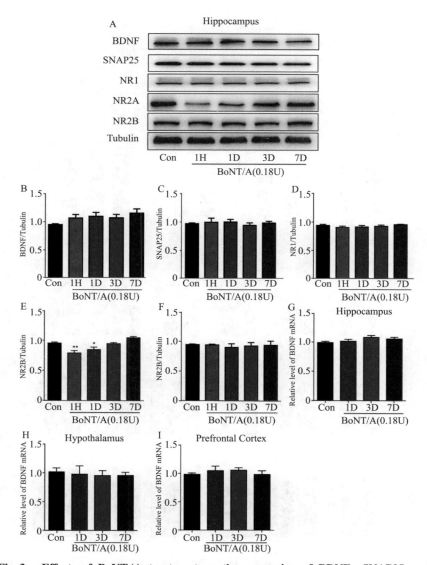

Fig. 3 Effects of BoNT/A treatment on the expression of BDNF, SNAP25, and NMDA receptors in the brain of naive mice. A, representatives western blots showing the protein expression of BDNF, NMDA receptors, and SNAP25 in the hippocampus of naive mice at different time points after BoNT/A treatment. **B – F**, semiquantitative analysis showing the effects of BoNT/A on the expression of BDNF (**B**), NR1 (**C**), NR2A (**D**), NR2B (**E**), and SNAP25 (**F**) in naive mice. $^* P < 0.05$, $^{**} P < 0.01$ compared with controls (one-way ANOVA with *post-hoc* Bonferroni test). The data are presented as mean ± SEM, $n = 6$. **G – I**, mRNA expression of BDNF determined by q-PCR in the hippocampus (**G**), hypothalamus (**H**), and prefrontal cortex (**I**). The data are presented as mean ± SEM, $n = 5 \sim 6$.

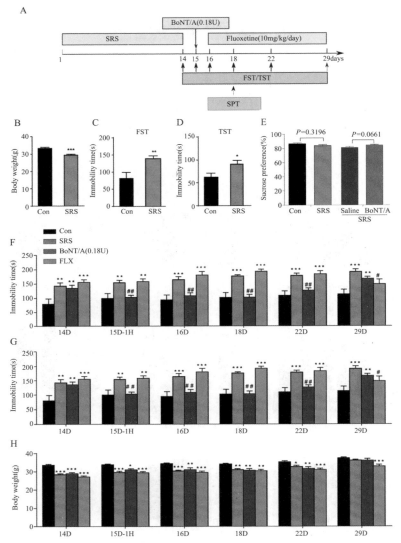

Fig. 4 **BoNT/A treatment attenuates depression-like behaviors in SRS mice. A**, the experimental procedure. **B**, body weight. **C**, **D**, immobility time in the FST (**C**) and TST (**D**) were increased in SRS-treated mice. $^*P < 0.05$, $^{**}P < 0.01$, $^{***}P < 0.001$ *vs*. controls, student's *t*-test; $n = 10 \sim 22/$group. **E**, there was no significant different in sucrose preference between SRS and control mice. Student's *t*-test; $n = 7 \sim 10/$group. **F**, **G**, immobility time in the FST (**F**) and TST (**G**) at different time points after BoNT/A injection in SRS mice. **H**, body weight at different time points after BoNT/A injection in SRS mice. $* P < 0.05$, $* * P < 0.01$, $^{***}P < 0.001$ *vs*. controls (twoway ANOVA with *post-hoc* Bonferroni test). $^{\#}P < 0.05$, $^{\#\#}P < 0.01$ *vs*. SRS mice (twoway ANOVA with *post-hoc* Bonferroni test). The data are presented as mean ± SEM, $n = 7 \sim 10/$group. Con, control; FLX, fluoxetine; SRS, space restriction stressed.

$P = 0.4790$; $F_{\text{treatment} \times \text{time}(5,90)} = 0.5871$, $P = 0.7098$). Meanwhile, fluoxetine, a common clinically-used antidepressant, was used as a positive control. We found that fluoxetine significantly decreased the immobility time in the FST only on day 14 after the first injection (Fig. 4F; $F_{\text{treatment}(1,16)} = 0.04011$, $P = 0.8438$; $F_{\text{time}(5,80)} = 6.020$, $P < 0.0001$; $F_{\text{treatment} \times \text{time}(5,80)} = 4.113$, $P = 0.0022$) and the TST (Fig. 4G; $F_{\text{treatment}(1,16)} = 1.542$, $P = 0.2323$; $F_{\text{time}(5,80)} = 2.106$, $P = 0.0732$; $F_{\text{treatment} \times \text{time}(5,80)} = 2.288$, $P = 0.0536$). In addition, body weight was lower in SRS mice than in controls (Fig. 4H; $F_{\text{stress}(1,14)} = 37.78$, $P < 0.0001$; $F_{\text{time}(5,70)} = 60.46$, $P < 0.0001$; $F_{\text{stress} \times \text{time}(5,70)} = 6.823$, $P < 0.0001$). BoNT/A treatment did not change the body weight of SRS mice (Fig. 4H; $F_{\text{treatment}(1,14)} = 0.05242$, $P = 0.8222$; $F_{\text{time}(5,70)} = 49.67$, $P < 0.0001$; $F_{\text{treatment} \times \text{time}(5,70)} = 1.415$, $P = 0.2297$). In contrast, fluoxetine further reduced the body weight of SRS mice after treatment for 14 days (Fig. 4H; $F_{\text{treatment}(1,14)} = 2.621$, $P = 0.1277$; $F_{\text{time}(5,70)} = 73.56$, $P < 0.0001$; $F_{\text{treatment} \times \text{time}(5,70)} = 4.178$, $P = 0.0022$). In the sucrose preference test, BoNT/A treatment showed a tendency to increase the sucrose preference but did not reach statistical significance (Fig. 4E). Together, our data suggested that single facial injection of BoNT/A has significant antidepressant-like effects in SRS mice.

BoNT/A Treatment Increases 5-HT Levels in the Brain of SRS Mice

Previous reports have shown that reduced 5-HT levels in the brain contribute to the pathogenesis of depression in both animal models and patients[32]. In the present study, HPLC analysis showed that 5-HT levels were significantly decreased in the hippocampus (Fig. 5A; $t = 3.383$, $P = 0.0277$) and hypothalamus (Fig. 5B; $t = 6.596$, $P = 0.0027$), but not in the prefrontal cortex (Fig. 5C) in SRS mice. Interestingly, BoNT/A treatment significantly increased the 5-HT level in the hippocampus (Fig. 5A; $F_{(4,10)} = 21.46$, $P < 0.0001$), hypothalamus (Fig. 5B; $F_{(4,10)} = 12.29$, $P = 0.0007$), and prefrontal cortex (Fig. 5C; $F_{(4,10)} = 7.101$, $P = 0.0056$).

Thus, these data indicated that elevated 5-HT levels in distinct brain regions may be involved in the antidepressant-like effects of BoNT/A therapy in SRS mice.

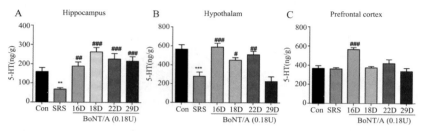

Fig. 5　BoNT/A treatment increased the levels of 5-HT in the brain of SRS mice. A – C, 5-HT levels in the hippocampus（A）, hypothalamus（B）, and prefrontal cortex（C）analyzed by HPLC. $^{**}P < 0.01$, $^{***}P < 0.001$ **vs. control mice（Student's t-test）; $^{\#}P < 0.05$, $^{\#\#}P < 0.01$, $^{\#\#\#}P < 0.001$ vs. SRS mice（one-way ANOVA with *post-hoc* Bonferroni test）. The data are presented as mean ± SEM, $n = 6 \sim 7$/group. SRS, space restriction stressed.**

BoNT/A Treatment Causes Up-Regulation of BDNF Expression in the Brain of SRS Mice

Series of studies have pointed out that a decreased BDNF level is involved in the pathogenesis of depression[33] and antidepressants increase the production of BDNF in the hippocampus[34]. Thus, we further investigated the involvement of BDNF in the anti-depression induced by BoNT/A treatment in SRS mice. Western blotting analysis showed that the protein expression of BDNF in the hippocampus was decreased in SRS mice （Fig. 6A and B; $t = 3.500$, $P = 0.0057$）, while BoNT/A treatment significantly increased the protein expression of BDNF （Fig. 6A-B; $F_{(5,30)} = 10.37$, $P < 0.0001$）.

We further found that BoNT/A treatment did not alter the expression of SNAP25 in control and SRS mice （Fig. 6C）. The NMDAR subunits NR1 （Fig. 6D; $t = 5.102$, $P = 0.0005$）and NR2B （Fig. 6F; $t = 4.529$, $P = 0.0011$）were decreased, while NR2A did not change in the hippocampus in SRS-treated mice *vs.* controls （Fig. 6E; $t = 0.8309$, $P = 0.4254$）. Intriguingly, BoNT/A treatment remarkably increased the expression of

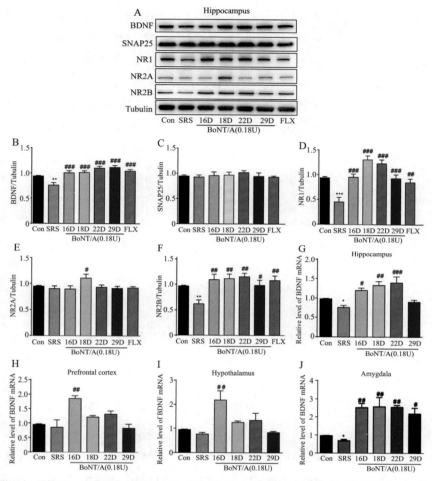

Fig. 6   Effects of BoNT/A treatment on the expression of BDNF, NMDA receptors and SNAP25 in SRS mice. A representatives western blots showing the protein expression of BDNF, NMDA receptors, and SNAP25 in the hippocampus of SRS mice after BoNT/A treament at different time points. B – F, semi-quantitative analysis showing the expression changes of BDNF (B), SNAP25 (C), NR1 (D), NR2A (E), and NR2B (F). $^{**}P < 0.01$, $^{***}P < 0.001$ vs. controls (Student's t-test). $^{##}P < 0.01$, $^{###}P < 0.001$ vs. SRS mice (one-way ANOVA with post-hoc Bonferroni test). $n = 6$. G – H, mRNA expression of BDNF determined by qPCR in the hippocampus (G), prefrontal cortex (H), hypothalamus (I), and amygdala (J). $*P < 0.05$ vs. controls (Student's t-test). $^{#}P < 0.05$, $^{##}P < 0.01$, $^{###}P < 0.001$ vs. SRS mice (one-way ANOVA with post-hocBonferroni test). The data are presented as mean ± SEM, $n = 6$. Con, control; FLX, fluox-etine; SRS, space restriction stressed.

NR1（Fig. 6D；$F_{(5,30)} = 15.50, P < 0.0001$）and NR2B（Fig. 6F；$F_{(5,30)} = 4.758, P = 0.0026$）in the hippocampus in SRS mice. Together, these results indicated distinct NMDAR subunits, NR1 and NR2B, are involved in the antidepressant-like effects of BoNT/A treatment. In addition, the mRNA expression of BDNF was decreased in the hippocampus（Fig. 6G；$t = 4.117, P = 0.0146$）and amygdala（Fig. 6J；$t = 4.129, P = 0.0145$）in SRS-treated mice. BoNT/A treatment significantly increased the mRNA expression of BDNF in the hippocampus during 1 ~ 7 days post-injection of BoNT/A（Fig. 6G；$F_{(4,10)} = 8.700, P = 0.0027$）and during 1 ~ 14 days post-injection in the amygdala（Fig. 6J；$F_{(4,10)} = 7.423, P = 0.0048$）. Although the mRNA expression of BDNF did not change in the prefrontal cortex（Fig. 6H）and hypothalamus（Fig. 6I）in SRS mice vs. controls, BoNT/A treatment transiently increased the mRNA expression of BDNF in these brain regions in SRS mice（Fig. 6H；$F_{(4,10)} = 7.727, P = 0.0042$；Fig. 6I；$F_{(4,10)} = 6.459, P = 0.0078$）. Thus, these data suggested that up-regulation of BDNF expression in the brain may contribute to the antidepressant-like effects of BoNT/A treatment.

BoNT/A Treatment Activates the Intracellular ERK-CREB Pathway in the Hippocampus of Mice

The intracellular ERK-CREB pathway has been demonstrated to play important roles in neurotrophin signaling and neurogenesis, which are involved in the pathogenesis of depression[35]. As shown in Fig. 7, the expression of phosphorylated ERK（p-ERK）and p-CREB was suppressed in the hippocampus of SRS mice（Fig. 7A, B；$t = 5.350, P = 0.0003$；Fig. 7C；$t = 4.034, P = 0.0024$）. Interestingly, BoNT/A treatment increased the expression of p-ERK and p-CREB one day after BoNT/A treatment（Fig. 7A, B；$F_{(5,30)} = 5.810, P = 0.0007$；Fig. 7C；$F_{(5,30)} = 8.619, P < 0.0001$）. Thus, these data suggested that transient up-regulation of p-ERK and P-CREB may be involved in the antidepressant-like effects of BoNT/A treatment in mice.

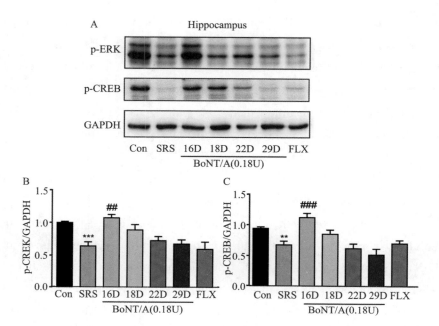

Fig. 7 BoNT/A treatment activates ERK-CREB signaling pathway in the hippocampus of SRS mice. A representatives western blots showing the effects of BoNT/A on the expression of p-ERK and p-CREB. B – C, semi-quantitative analysis of the expression of p-ERK (B) and p-CREB (C) after BoNT/A treatment. ** $P < 0.01$, *** $P < 0.001$ vs. controls (Student's t-test); ## $P < 0.01$, ### $P < 0.001$ vs. SRS mice (one-way ANOVA with *post-hoc* Bonferroni test). The data are presented as mean ± SEM, $n = 6$. Con, control; FLX, fluoxetine; SRS, space restriction stressed.

Discussion

BoNT/A has already been approved by the U. S. Food and Drug Administration for the treatment of several neurological disorders, including strabismus, blepharospasm, and hemifacial spasm[11]. Recently, it was reported that BoNT/A has been used to treat many neurological diseases, including migraine, Parkinson's disease, and neuropathic pain[16,17,19]. Intriguingly, several clinical case reports have shown that BoNT/A can relieve the symptoms of depression, but the underlying mechanisms are largely unknown. In the present study, we demonstrated the antidepressant-like effects of BoNT/A on models of depression induced by SRS in mice using the FST and TST. Mechanistically, BoNT/A clearly increased the 5-HT levels in the brain and the expression of NMDAR subunits in SRS mice. Further, we found that BoNT/A increased the mRNA and protein levels of BDNF and activated intracellular downstream ERK-CREB signaling pathways, which are important in neurotrophin signaling and neurogenesis in the hippocampus. Collectively, our results provide strong preclinical evidence to support the idea that BoNT/A therapy attenuates the depressive-like behaviors in SRS mice, indicating that BoNT/A may be a promising therapeutic drug for depression.

Currently, several theories explain the anti-depressive effects of BoNT/A therapy[20~22,36]. The first is related to the esthetic effects of BoNT/A; a more pleasant facial expression improves social interactions, leading to improvement in self-esteem and mood. The second is based on the facial feedback hypothesis, which states that facial expressions influence emotional states. Injection of BoNT/A into the glabellar area interferes with emotional responses because paralysis of the muscle does not allow the expression of certain negative emotions, such as sadness, anger, and fear, which are frequently experienced by patients suffering from depression. Recent functional MRI studies have shown that, after glabellar injections of BoNT/A, the amygdala becomes less responsive to negative stimuli[37]. Our present study showed that peripheral administration of BoNT/A did not alter the expression of SNAP25, indicating that BoNT/A is not transported to the hippocampus. Peripheral administration of BoNT/A in naive mice also significantly increased the 5-HT levels in the distinct brain regions, including the hypothalamus. Thus, these findings suggested that peripheral administration of BoNT/A may indirectly cause neurochemical changes in the brain, possible by peripheral alteration of facial movement.

The complexity of the pathogenesis of major depression is reflected in the variety of causal factors, including genetic and environmental factors and their interactions[2, 38, 39]. Mounting numbers of studies have demonstrated that monoamine neurotransmitters, particularly noradrenaline and 5-HT, in the brain are reduced in depressed patients and in preclinical animal models with depressive-like behaviors[32]. Antidepressants, such as serotonin-selective reuptake inhibitors (SSRIs), increase the synaptic availability of 5-HT[40]. In the present study, decreased levels of 5-HT in the brain were demonstrated in SRS mice, consistent with previous reports[23]. Importantly, we found that BoNT/A treatment significantly increased the 5-HT levels in the hippocampus, prefrontal cortex, hypothalamus, and amygdala. Thus, these data suggested that the anti-depressive effects of BoNT/A treatment may partially be due to increasing 5-HT levels in brain regions in an animal model of depression.

Emerging evidence has also shown that glutamatergic neurotransmission dysfunction is involved in the pathogenesis of depression, indicating modulators of glutamate signaling as novel potential drugs for depression[41]. Human post-mortem studies have further implicated the NMDAR subunits NR1, NR2A, and NR2B in depression[42]. However, the distinct roles of these subunits in depression are inconsistent[43~45]. It has been reported that NR2A and NR2B expression are reduced in the prefrontal cortex in major depression[43]. However, it has also been reported that NR1, but not NR2A/B, are increased in an animal model of depression induced by chronic mild stress[44]. Thus, these results suggested that the involvement of distinct NMDAR subunits in depression may depend on the animal models used. In the present study, we found that the expression of NR1 and NR2B were significantly decreased in the hippocampus of SRS mice, while BoNT/A treatment increased the expression of NR1 and NR2B in the hippocampus of SRS mice. However, the precise mechanisms underlying effect of BoNT/A on the expression of NMDARs in depression warrant further investigation.

In the past decades, BDNF, a member of the neurotrophin family, has been documented to play essential roles in neurotrophic support during neurodevelopment and neurogenesis in the hippocampus[46]. BDNF plays a critical role in synaptic plasticity mainly *via* activation of NMDARs in the hippocampus[47], and in many neurological diseases, including learning and memory impairment and schizophrenia[48,49]. Intriguingly, BDNF is decreased in animal models of depression and depressed patients[34,50,51] and several commonly-used antidepressants (*e. g.* SSRIs) increase the production of BDNF in the hippocampus and prefrontal cortex to exert antidepression effects[52,53]. Direct administration of BDNF activates ERK signaling that results in rapid synaptic protein synthesis[54,55]. In addition, BDNF promotes CREB phosphorylation through ERK activation[56]. CREB activation is important for neurogenesis and attenuates depressive-like behaviors in mice[57]. In the present study, we found that BoNT/A up-regulated the expression of BDNF in the hippocampus at both the mRNA and protein levels, and this was decreased in SRS mice. Furthermore, we found that BoNT/A therapy activated the downstream ERK-CREB signaling pathways of BDNF in the hippocampus of mice. Thus, we postulated that BoNT/A treatment attenuates the depression-like behaviors possibly through activation of the BDNF-ERK-CREB signaling pathways in the hippocampus of mice.

The forced swimming and tail suspension tests are widely used to test models of depression and antidepressant-like effects in rodents[26,58], although opinions differ[58,59]. In the present study, we found that BoNT/A improved SRS-induced depressive-like behaviors in mice, reflected by decreased immobility time in the FST and TST, although BoNT/A had no evident effects on the sucrose preference test in SRS mice. Thus, the chronic unpredictable mild stress depression model may be suitable for further investigation of the antidepressant-like effects of BoNT/A.

In summary, our present work provided strong preclinical evidence that BoNT/A treatment attenuates depression-like behaviors in mouse models. Clinically, BoNT/A is a relative safe therapy in neurological practice with limited side-effects. Thereby, our studies support further investigation of the possibility of BoNT/A therapy as a novel strategy for the treatment of depression.

Acknowledgements

This work was supported by grants from the National Natural Science Foundation of China (81870874, 31371179, 81300968, and 81671270) and the Natural Science Foundation of Jiangsu Province, China (BK20170004, 2015-JY-029, and BK20140372), Jiangsu Key Laboratory of Neuropsychiatric Diseases (BM2013003), the Second Affiliated Hospital of Soochow University Preponderant Clinic Discipline Group Project Funding (XKQ2015002), the Postgraduate Research and Practice Innovation Program of Jiangsu Province, China (KYCX17-2000), Suzhou Science and Technology for People's Livelihood (SYS201706), the Postgraduate Research and Practice Innovation Program of Jiangsu Province, China (KYCX17_2034).

Conflict of interest

The authors declare no potential conflicts of interest with respect to the research, authorship, and/or publication of this article.

References

[1] Scifo E, Pabba M, Kapadia F, et al. Sustained Molecular Pathology across Episodes and Remission in Major Depressive Disorder[J]. *Biol Psychiatry*, 2017, 83(1):81 –89.

[2] Belmaker RH, Agam G. Major Depressive Disorder[J]. *N Engl J Med*, 2008, 358(1): 55 –68.

[3] Kupfer DJ, Frank E, Phillips ML. Major Depressive Disorder: New Clinical, Neurobiological, and Treatment Perspectives[J]. *Lancet*, 2012, 379(9820): 1045 –1055.

[4] Mann JJ. The Medical Management of Depression[J]. *N Engl J Med*,2005, 353(17): 1819 –1834.

[5] Zanos P, Moaddel R, Morris PJ, et al. NMDAR Inhibition-independent Antidepressant Actions of Ketamine Metabolites[J]. *Nature*,

2016, 533(7604): 481 - 486.

［6］Yang Y, Cui Y, Sang K, et al. Ketamine Blocks Bursting in the Lateral Habenula to Rapidly Relieve Depression［J］. *Nature*, 2018, 554 (7692): 317 - 322.

［7］Autry AE, Adachi M, Nosyreva E, et al. NMDA Receptor Blockade at Rest Triggers Rapid Behavioural Antidepressant Responses ［J］. *Nature*, 2011, 475(7354): 91 - 95.

［8］Zanos P, Thompson SM, Duman RS, et al. Convergent Mechanisms underlying Rapid Antidepressant Action［J］. *CNS Drugs*, 2018, 32(3): 197 - 227.

［9］Akhtar H, Bukhari F, Nazir M, et al. Therapeutic Efficacy of Neurostimulation for Depression: Techniques, Current Modalities, and Future Challenges［J］. *Neurosci Bull*, 2016, 32(1): 115 - 126.

［10］Lacy BE, Weiser K, Kennedy A. Botulinum Toxin and Gastrointestinal Tract Disorders: Panacea, Placebo, or Pathway to the Future?［J］. *Gastroenterol Hepatol* (N Y), 2008, 4(4): 283 - 295.

［11］Coté TR, Mohan AK, Polder JA, et al. Botulinum Toxin Type A Injections: Adverse Events Reported to the US Food and Drug Administration in Therapeutic and Cosmetic Cases［J］. *J Am Acad Dermatol*, 2005, 53(3): 407 - 415.

［12］Carter AT, Peck MW. Genomes, Neurotoxins and Biology of Clostridium Botulinum Group Ⅰ and Group Ⅱ［J］. *Res Microbiol*, 2015, 166(4): 303 - 317.

［13］Ayyar BV, Atassi MZ. Effects of Membrane Properties on the Binding Activities of the H_N and H_C Heavy-chain Domains of Botulinum Neurotoxin A［J］. *Biochim Biophys Acta*, 2016, 1864(12): 1678 - 1685.

［14］Rossetto O, Pirazzini M, Montecucco C. Botulinum Neurotoxins: Genetic, Structural and Mechanistic Insights［J］. *Nat Rev Microbiol*, 2014, 12(8): 535 - 549.

［15］Papagiannopoulou D, Vardouli L, Dimitriadis F, et al. Retrograde Transport of Radiolabelled Botulinum Neurotoxin Type A to the

CNS after Intradetrusor Injection in Rats[J]. *BJU Int*, 2016, 117(4): 697 - 704.

[16] Chen YW, Chuang SK. Botulinum Toxin A Might be an Alternative or Adjunct Therapy for the Treatment of Trigeminal and Postherpetic Neuralgia[J]. *J Evid Based Dent Pract*, 2017, 17(3): 259 - 261.

[17] Mills R, Bahroo L, Pagan F. An Update on the Use of Botulinum Toxin Therapy in Parkinson's Disease[J]. *Curr Neurol Neurosci Rep*, 2015, 15(1): 511.

[18] Ramachandran R, Yaksh TL. Therapeutic Use of Botulinum Toxin in Migraine: Mechanisms of Action[J]. *Br J Pharmacol*, 2014, 171 (18): 4177 - 4192.

[19] Attal N, de Andrade DC, Adam F, et al. Safety and Efficacy of Repeated Injections of Botulinum Toxin A in Peripheral Neuropathic Pain (BOTNEP): a Randomised, Double-blind, Placebo-controlled Trial[J]. *Lancet Neurol*, 2016, 15(6): 555 - 565.

[20] Magid M, Reichenberg JS, Poth PE, et al. Treatment of Major Depressive Disorder Using Botulinum Toxin A: a 24-week Randomized, Double-blind, Placebo-controlled Study[J]. *J Clin Psychiatry*, 2014, 75 (8): 837 - 844.

[21] Magid M, Finzi E, Kruger TH, et al. Treating Depression with Botulinum Toxin: a Pooled Analysis of Randomized Controlled Trials[J]. *Pharmacopsychiatry*, 2015, 48(6): 205 - 210.

[22] Finzi E, Rosenthal NE. Treatment of Depression with Onabotulinumtoxin A: a Randomized, Double-blind, Placebo Controlled Trial[J]. *J Psychiatr Res*, 2014, 52: 1 - 6.

[23] Xu Z, Guo X, Yang Y, et al. Low-level Laser Irradiation Improves Depression-like Behaviors in Mice[J]. *Mol Neurobiol*, 2017, 54 (6): 4551 - 4559.

[24] Zhang G, Chen L, Yang L, et al. Combined Use of Spatial Restraint Stress and Middle Cerebral Artery Occlusion is a Novel Model of

Post-stroke Depression in Mice[J]. *Sci Rep*, 2015, 5: 16751.

[25] Porsolt RD, Bertin A, Jalfre M. Behavioral Despair in Mice: a Primary Screening Test for Antidepressants [J]. *Arch Int Pharmacodyn Ther*, 1977, 229(2): 327 – 336.

[26] Steru L, Chermat R, Thierry B, et al. The Tail Suspension Test: a New Method for Screening Antidepressants in Mice [J]. *Psychopharmacology* (Berl), 1985, 85(3): 367 – 370.

[27] Liu MY, Yin CY, Zhu LJ, et al. Sucrose Preference Test for Measurement of Stress-induced Anhedonia in Mice[J]. *Nat Protoc*, 2018, 13(7):1686 – 1698.

[28] Wang B, Su CJ, Liu TT, et al. The Neuroprotection of Low-dose Morphine in Cellular and Animal Models of Parkinson's Disease through Ameliorating Endoplasmic Reticulum (ER) Stress and Activating Autophagy[J]. *Front Mol Neurosci*, 2018, 11: 120.

[29] Tian B, Wang XL, Huang Y, et al. Peripheral and Spinal 5-HT Receptors Participate in Cholestatic Itch and Antinociception Induced by Bile Duct Ligation in Rats[J]. *Sci Rep*, 2016, 6: 36286.

[30] Ghasemi M, Phillips C, Trillo L, et al. The Role of NMDA Receptors in the Pathophysiology and Treatment of Mood Disorders [J]. *Neurosci Biobehav Rev*, 2014, 47: 336 – 358.

[31] Dang YH, Ma XC, Zhang JC, et al. Targeting of NMDA Receptors in the Treatment of Major Depression [J]. *Curr Pharm Des*, 2014, 20(32): 5151 – 5159.

[32] Blier P. Neurotransmitter Targeting in the Treatment of Depression[J]. *J Clin Psychiatry*, 2013, 74 Suppl 2: 19 – 24.

[33] Kishi T, Yoshimura R, Ikuta T, et al. Brain-derived Neurotrophic Factor and Major Depressive Disorder: Evidence from Meta-Analyses[J]. *Front Psychiatry*, 2017, 8: 308.

[34] Molendijk ML, Spinhoven P, Polak M, et al. Serum BDNF Concentrations as Peripheral Manifestations of Depression: Evidence from a Systematic Review and Meta-analyses on 179 Associations ($n = 9484$)[J].

Mol Psychiatry, 2014, 19(7): 791 – 800.

[35] Yi LT, Li J, Liu BB, et al. BDNF-ERK-CREB Signalling Mediates the Role of MiR-132 in the Regulation of the Effects of Oleanolic Acid in Male Mice[J]. *J Psychiatry Neurosci*, 2014, 39(5): 348 – 359.

[36] Reichenberg JS, Hauptman AJ, Robertson HT, et al. Botulinum Toxin for Depression: Does Patient Appearance Matter? [J]. *J Am Acad Dermatol*, 2016, 74(1): 171 – 173(e1).

[37] Kim MJ, Neta M, Davis FC, et al. Botulinum Toxin-induced Facial Muscle Paralysis Affects Amygdala Responses to the Perception of Emotional Expressions: Preliminary Findings from an A-B-A Design[J]. *Biol Mood Anxiety Disord*, 2014, 4: 11.

[38] Krishnan V, Nestler EJ. The molecular neurobiology of depression[J]. Nature, 2008, 455(7215): 894 – 902.

[39] Jia J, Le W. Molecular Network of Neuronal Autophagy in the Pathophysiology and Treatment of Depression[J]. *Neurosci Bull*, 2015, 31(4): 427 – 434.

[40] Godlewska BR, Browning M, Norbury R, et al. Early Changes in Emotional Processing as a Marker of Clinical Response to SSRI Treatment in Depression[J]. *Transl Psychiatry* 2016, 6(11): e957.

[41] Duman RS. Pathophysiology of Depression and Innovative Treatments: Remodeling Glutamatergic Synaptic Connections [J]. *Gialogues Clin Neurosci*, 2014, 16(1): 11 – 27.

[42] Murrough JW, Abdallah CG, Mathew SJ. Targeting Glutamate Signalling in Depression: Progress and Prospects [J]. *Nat Rev Drug Discov*, 2017, 16(7): 472 – 486.

[43] Feyissa AM, Chandran A, Stockmeier CA, et al. Reduced Levels of NR2A and NR2B Subunits of NMDA Receptor and PSD-95 in the Prefrontal Cortex in Major Depression[J]. *Prog Neuropsychopharmacol Biol Psychiatry*, 2009, 33(1): 70 – 75.

[44] Tang J, Xue W, Xia B, et al. Involvement of Normalized NMDA Receptor and mTOR-related Signaling in Rapid Antidepressant

Effects of Yueju and Ketamine on Chronically Stressed Mice[J]. *Sci Rep*, 2015, 5: 13573.

[45] Lee YA, Goto Y. Chronic Stress Modulation of Prefrontal Cortical NMDA Receptor Expression Disrupts Limbic Structure-prefrontal Cortex Interaction[J]. *Eur J Neurosci*, 2011, 34(3): 426-436.

[46] Linker RA, Lee DH, Demir S, et al. Functional Role of Brain-derived Neurotrophic Factor in Neuroprotective Autoimmunity: Therapeutic Implications in a Model of Multiple Sclerosis[J]. *Brain*, 2010, 133(pt 8): 2248-2263.

[47] Maqsood R, Stone TW. The Gut-Brain Axis, BDNF, NMDA and CNS Disorders[J]. *Neurochem Res*, 2016, 41(11): 2819-2835.

[48] Leal G, Bramham CR, Duarte CB. BDNF and Hippocampal Synaptic Plasticity[J]. *Vitam Horm*, 2017, 104: 153-195.

[49] Bekinschtein P, Cammarota M, Medina JH. BDNF and Memory Processing[J]. *Neuropharmacology*, 2014, 76 Pt C: 677-683.

[50] Guo F, Zhang Q, Zhang B, et al. Burst-firing Patterns in the Prefrontal Cortex underlying the Neuronal Mechanisms of Depression Probed by Antidepressants[J]. *Eur J Neurosci*, 2014, 40(10): 3538-3547.

[51] Pilar-Cuéllar F, Vidal R, Diaz A, *et al.* Neural Plasticity and Proliferation in the Generation of Antidepressant Effects: Hippocampal Implication[J]. *Neural Plast*, 2013, 2013: 537265.

[52] Ghosal S, Bang E, Yue W, et al. Activity-dependent Brain-derived Neurotrophic Factor Release is Required for the Rapid Antidepressant Actions of Scopolamine[J]. *Biol Psychiatry*, 2018, 83 (1): 29-37.

[53] Li K, Shen S, Ji YT, et al. Melatonin Augments the Effects of Fluoxetine on Depression-like Behavior and Hippocampal BDNF-TrkB Signaling[J]. *Neurosci Bull*, 2018, 34(2): 303-311.

[54] Ohta KI, Suzuki S, Warita K, et al. Prolonged Maternal Separation Attenuates BDNF-ERK Signaling Correlated with Spine Formation in the Hippocampus during Early Brain Development[J]. *J*

Neurochem, 2017, 141(2): 179 – 194.

[55] Lee S, Yang M, Kim J, et al. Involvement of BDNF/ERK Signaling in Spontaneous Recovery from Trimethyltin-induced Hippocampal Neurotoxicity in Mice[J]. *Brain Res Bull*, 2016, 121: 48 – 58.

[56] Einoch R, Weinreb O, Mandiuk N, et al. The Involvement of BDNF-CREB Signaling Pathways in the Pharmacological Mechanism of Combined SSRI-antipsychotic Treatment in Schizophrenia [J]. *Eur Neuropsychopharmacol*, 2017, 27(5): 470 – 483.

[57] Gascón S, Ortega F, Götz M. Transient CREB-mediated Transcription is Key in Direct Neuronal Reprogramming[J]. *Neurogenesis* (Austin), 2017, 4(1): e1285383.

[58] Molendijk ML, de Kloet ER. Immobility in the Forced Swim Test is Adaptive and Does not Reflect Depression[J]. *Psychoneuroendocrinology*, 2015, 62: 389 – 391.

[59] de Kloet ER, Molendijk ML. Coping with the Forced Swim Stressor: towards Understanding an Adaptive Mechanism [J]. *Neural Plast*, 2016: 6503162.

(*Yang Li*, *Jing Liu*, *Xu Liu*, *Cun-Jin Su*, *Qi-Lin Zhang*, *Zhi-Hong Wang*, *Lei-Fang Cao*, *Xue-Yan Guo*, *Ya Huang*, *Wei-Feng Luo*, *Tong Liu*)

(本文原载于 *Neuroscience Bulletin*, 2019,35(4))

附录二

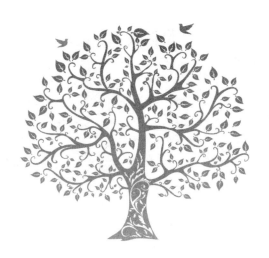

苏州大学附属第二医院肉毒毒素治疗

肉毒毒素注射具有操作方便、痛苦小、副作用少、疗效确切等特点。自 1989 年首次被美国 FDA 批准治疗斜视之后,30 多年来肉毒毒素在全球共被超过 88 个国家批准了 29 个适应证,如眼睑痉挛、面肌痉挛、痉挛性斜颈、脑损伤及脊髓损伤后肢体痉挛、神经痛、雷诺现象、肌张力障碍、帕金森病、局部多汗、腋臭等,其在临床中的应用正在迅速发展,注射技术也取得了长足进展。

苏州大学附属第二医院神经内科于 1997 年上半年在时任院长、科主任、尊敬的包仕尧教授及科副主任傅渝主任的大力支持下,在刘春风教授的亲力亲为指导下,开展了 A 型肉毒毒素治疗面肌痉挛、眼睑痉挛等工作。随着对其独特疗效认识的不断加深以及治疗经验的积累,来附二院就诊患者的人数显著增多,不少来自安徽、江西、浙江、上海、山东、河北、河南、黑龙江、新疆等省市的患者也慕名前来就诊。2008 年,在主任医师罗蔚锋教授的带领下,附二院开设了 A 型肉毒毒素诊疗特色门诊,不断开拓 A 型肉毒毒素的临床应用范围和治疗病种,报道了应用 A 型肉毒毒素治疗难治性三叉神经痛、重度流涎等,先后荣获"苏州市医学新技术引进二等奖""江苏省医学新技术引进二等奖""苏州市医学新技术一等奖"。参加了 3 项全国多中心的 A 型肉毒毒素的临床应用研究。与此同时,和苏州大学神经科学研究所刘通教授密切合作,进行 A 型肉毒毒素与疼痛抑郁症等的基础研究,已取得阶段性创新成果。

A 型肉毒毒素治疗的适应证包括面肌痉挛、眼睑痉挛、痉挛性斜颈、难治性三叉神经痛、重度流涎、脑卒中后上肢痉挛、脑卒中肩痛、慢性偏头痛、磨牙症、局灶性多汗症、狐臭等。

科研项目

1. 苏州医学院附属第二医院青年医师基金项目：应用 A 型肉毒毒素治疗面肌痉挛的临床研究，1996 年 7 月—1998 年 6 月。主持人：罗蔚锋。

2. 卫生部兰州生物制品研究所横向课题：长期重复应用 A 型肉毒毒素治疗面肌痉挛对面神经功能影响的评价，2005 年 2 月—2007 年 1 月。主持人：罗蔚锋。

3. 苏州大学附属第二医院优势学科群建设项目：应用 A 型肉毒毒素治疗抑郁障碍的临床与基础研究，2015 年 7 月—2021 年 7 月。主持人：罗蔚锋、刘通。

4. 江苏省研究生科研与实践创新计划——科研创新项目（KY-CX17_2000）：BDNF-TrkB 信号通路介导 A 型肉毒毒素抗抑郁的作用及机制。主持人：李阳。指导教师：罗蔚锋、刘通。

获奖

1. 同心针肌电引导低稀释浓度 A 型肉毒毒素治疗痉挛性斜颈和口-下颌肌张力障碍，2009 年 11 月荣获江苏省卫生厅医学新技术引进二等奖。

2. 同心针肌电引导低稀释浓度 A 型肉毒毒素治疗痉挛性斜颈和口-下颌肌张力障碍，2008 年荣获苏州市卫生局医学新技术引进奖。

3. 应用 A 型肉毒毒素治疗老年人原发性三叉神经痛，2017 年 11 月荣获苏州市医学新技术一等奖。

4. A 型肉毒毒素治疗抑郁症的临床及基础研究，2017 年 10 月荣获中华医学会第 23 届心身医学分会全国年会优秀论文三等奖。

继续教育学习班

1. 2005 年 6 月，苏州大学附属第二医院第一届 A 型肉毒毒素在神经内科的临床应用及运动障碍疾病进展学习班：苏州市继续教育学习班"A 型肉毒毒素治疗面肌痉挛、局限性肌张力障碍"。

2. 2010 年 7 月，苏州大学附属第二医院第二届 A 型肉毒毒素在神经内科的临床应用及运动障碍疾病进展学习班：江苏省继续教育学习班"A 型肉毒毒素治疗肌张力障碍"。

3. 2016 年 11 月,苏州大学附属第二医院第三届 A 型肉毒毒素在神经内科的临床应用及运动障碍疾病进展学习班:苏州市继续教育学习班"A 型肉毒毒素治疗肌张力障碍"。

4. 2017 年 8 月,苏州大学附属第二医院第四届 A 型肉毒毒素在神经内科的临床应用及运动障碍疾病进展学习班:国家级继续教育学习班"A 型肉毒毒素在神经科临床应用及运动障碍疾病进展"。

5. 2018 年 7 月,苏州大学附属第二医院第五届 A 型肉毒毒素在神经内科的临床应用及运动障碍疾病进展学习班:国家级继续教育学习班"A 型肉毒毒素在神经科临床应用及运动障碍疾病进展"。

6. 2019 年 8 月,苏州大学附属第二医院第六届 A 型肉毒毒素在神经内科的临床应用及运动障碍疾病进展学习班:国家级继续教育学习班"A 型肉毒毒素在神经科临床应用及运动障碍疾病进展"。

7. 2020 年 10 月,苏州大学附属第二医院第七届 A 型肉毒毒素在神经内科的临床应用及运动障碍疾病进展学习班:国家级继续教育学习班"A 型肉毒毒素在神经科临床应用及运动障碍疾病进展"。

后　记

衷心感谢包仕尧教授、刘春风教授，苏州大学医学部秦正红教授，哈佛大学医学院麻省总医院 Schwarzschild MA 教授，北京协和医院万新华教授，浙江大学附属邵逸夫医院胡兴越教授，上海同济大学附属同济医院靳令经教授，四川大学附属华西医院商慧芳教授，兰州生物制品研究所王荫椿研究员多年的长期帮助和指导。

2006 年 5 月—2007 年 5 月，在江苏省政府留学基金的资助下，我以访问学者的身份在哈佛大学医学院麻省总医院神经科、神经退行性疾病研究所、Schwarzschild MA 教授神经分子实验室从事咖啡因、尿酸保护性治疗帕金森病小鼠模型的动物实验研究。Schwarzschild MA 教授每周四下午到麻省总医院出运动障碍疾病门诊，大约从 2006 年的 7 月（也就是我到麻省总医院的两个月之后），在完成实验室工作的基础上，Schwarzschild MA 教授带我一起和他上运动障碍疾病门诊。作为长期从事临床工作的医生，我自己虽然对实验室基础实验有一定的兴趣，但更大的兴趣还是与患者接触，从事临床的学习。在与 Schwarzschild MA 上门诊期间，看到了不同形式和不同程度的异动症、抽动症、典型的路易氏小体痴呆等疾病。一次去上周四下午的运动障碍门诊，因为提前半个多小时到医院，我便到运动障碍门诊边的会议室参加正在举办的一个应用 A 型肉毒毒素治疗局限性肌张力障碍小型会议，其中一个环节是在模拟人的颈部进行定位特定肌肉的注射，如果注射位点正确则绿灯亮，注射位点错误则红灯亮。我自己连续注射 6 个位置均是绿灯亮。会议举办者脱口而出"perfect"，同时竖起了大拇指。

谨以此书献给我的家人、老师、朋友、同事，以及对 A 型肉毒毒素有兴趣的同行、患者及其家属！

罗蔚锋

2020 年 9 月 29 日